# LOUCO OU OBSEDADO?
PSIQUIATRIA E ESPIRITISMO NO BRASIL (1883-1927)

Editora Appris Ltda.
1.ª Edição - Copyright© 2024 do autor
Direitos de Edição Reservados à Editora Appris Ltda.

Nenhuma parte desta obra poderá ser utilizada indevidamente, sem estar de acordo com a Lei nº 9.610/98. Se incorreções forem encontradas, serão de exclusiva responsabilidade de seus organizadores. Foi realizado o Depósito Legal na Fundação Biblioteca Nacional, de acordo com as Leis n[os] 10.994, de 14/12/2004, e 12.192, de 14/01/2010.

Catalogação na Fonte
Elaborado por: Josefina A. S. Guedes
Bibliotecária CRB 9/870

---

S586l
2024

Silva, Igor Morais da
    Louco ou obsedado?: psiquiatria e espiritismo no Brasil (1883-1927) / Igor Morais da Silva. – 1. ed. – Curitiba: Appris, 2024.
    143 p. : il. color. ; 23 cm. – (Coleção Ciências Sociais - Seção História).

    Inclui referências.
    ISBN 978-65-250-6572-4

    1. Loucura. 2. Psiquiatria. 3. Espiritismo. 4. Discursos. I. Silva, Igor Morais da. II. Título. III. Série.

CDD – 133.9

---

Livro de acordo com a normalização técnica da ABNT

**Appris editora**

Editora e Livraria Appris Ltda.
Av. Manoel Ribas, 2265 – Mercês
Curitiba/PR – CEP: 80810-002
Tel. (41) 3156 - 4731
www.editoraappris.com.br

Printed in Brazil
Impresso no Brasil

Igor Morais da Silva

# LOUCO OU OBSEDADO?
PSIQUIATRIA E ESPIRITISMO NO BRASIL (1883-1927)

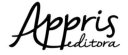

## FICHA TÉCNICA

| | |
|---|---|
| EDITORIAL | Augusto Coelho |
| | Sara C. de Andrade Coelho |

COMITÊ EDITORIAL:
- Ana El Achkar (Universo/RJ)
- Andréa Barbosa Gouveia (UFPR)
- Antonio Evangelista de Souza Netto (PUC-SP)
- Belinda Cunha (UFPB)
- Délton Winter de Carvalho (FMP)
- Edson da Silva (UFVJM)
- Eliete Correia dos Santos (UEPB)
- Erineu Foerste (Ufes)
- Fabiano Santos (UERJ-IESP)
- Francinete Fernandes de Sousa (UEPB)
- Francisco Carlos Duarte (PUCPR)
- Francisco de Assis (Fiam-Faam-SP-Brasil)
- Gláucia Figueiredo (UNIPAMPA/ UDELAR)
- Jacques de Lima Ferreira (UNOESC)
- Jean Carlos Gonçalves (UFPR)
- José Wálter Nunes (UnB)
- Junia de Vilhena (PUC-RIO)
- Lucas Mesquita (UNILA)
- Márcia Gonçalves (Unitau)
- Maria Aparecida Barbosa (USP)
- Maria Margarida de Andrade (Umack)
- Marilda A. Behrens (PUCPR)
- Marília Andrade Torales Campos (UFPR)
- Marli Caetano
- Patrícia L. Torres (PUCPR)
- Paula Costa Mosca Macedo (UNIFESP)
- Ramon Blanco (UNILA)
- Roberta Ecleide Kelly (NEPE)
- Roque Ismael da Costa Güllich (UFFS)
- Sergio Gomes (UFRJ)
- Tiago Gagliano Pinto Alberto (PUCPR)
- Toni Reis (UP)
- Valdomiro de Oliveira (UFPR)

| | |
|---|---|
| SUPERVISORA EDITORIAL | Renata C. Lopes |
| PRODUÇÃO EDITORIAL | Bruna Holmen |
| DIAGRAMAÇÃO | Danielle Paulino |
| CAPA | Carlos Pereira |
| REVISÃO DE PROVA | Daniela Nazario |

### COMITÊ CIENTÍFICO DA COLEÇÃO CIÊNCIAS SOCIAIS

| | |
|---|---|
| DIREÇÃO CIENTÍFICA | Fabiano Santos (UERJ-IESP) |

CONSULTORES:
- Alícia Ferreira Gonçalves (UFPB)
- Artur Perrusi (UFPB)
- Carlos Xavier de Azevedo Netto (UFPB)
- Charles Pessanha (UFRJ)
- Flávio Munhoz Sofiati (UFG)
- Elisandro Pires Frigo (UFPR-Palotina)
- Gabriel Augusto Miranda Setti (UnB)
- Helcimara de Souza Telles (UFMG)
- Iraneide Soares da Silva (UFC-UFPI)
- João Feres Junior (Uerj)
- Jordão Horta Nunes (UFG)
- José Henrique Artigas de Godoy (UFPB)
- Josilene Pinheiro Mariz (UFCG)
- Leticia Andrade (UEMS)
- Luiz Gonzaga Teixeira (USP)
- Marcelo Almeida Peloggio (UFC)
- Maurício Novaes Souza (IF Sudeste-MG)
- Michelle Sato Frigo (UFPR-Palotina)
- Revalino Freitas (UFG)
- Simone Wolff (UEL)

*A loucura, objeto dos meus estudos, era até agora uma ilha perdida no oceano da razão. Começo a suspeitar que é um continente.*

(Machado de Assis)

# AGRADECIMENTOS

À minha mãe, Sônia, que, em sua simplicidade e sem entender muito o caminho que decidi trilhar, me apoiou todos os dias e em todas as minhas escolhas. Obrigado por caminhar em meio ao sol para me proporcionar a sombra e ser minha doutora/orientadora da vida.

Aos meus irmãos Marina, Matheus, Kaylaine e Jhullya, que muito me orgulho de compartilhar a vida. E, claro, aos meus sobrinhos Alícia, Maitê, Cecília e Ravi, por me alegrarem todos os dias e me proporcionarem um ímpeto de viver.

Aos meus avós Maura e Raul que seguem cuidando de mim do "outro lado".

À minha amiga e orientadora, Profa. Dra. Márcia Pereira da Silva, que nunca demonstrou desesperança ou desmotivação com a minha capacidade de ser historiador.

Ao Lucian, meu amor e com quem amo compartilhar a vida.

Aos meus amigos Beatriz, Guilherme, Natália e Ana Paula, pelo incentivo e apoio.

Aos amigos e companheiros que fiz a partir do Cursinho Popular da Unesp/Franca, Maria Clara Botelho, Daniela Balduino, César Augusto, Carolina Canno, Álvaro Dana, Ana Miriam Santos, Letícia Belanciere, Letícia Morais, Ana Beatriz Serafim e Nathália Galvão, minha vida é mais feliz com vocês.

À Aline Camargo, à Laura Costa e à Bianca Benedeti, obrigado por nunca deixarem minha trajetória acadêmica solitária pois sempre pude contar com vocês.

À Carla, minha eterna psicóloga. Obrigado por me fazer pensar sobre a possibilidade da existência e dos caminhos da vida.

Agradeço aos colegas de trabalho do Colégio Caetano Caprício pela troca de experiência e, principalmente, aos meus alunos da 3ª série do Ensino Médio de 2024 que tornam minha jornada mais leve.

Agradeço à Profa. Dra. Ana Carolina Viotti, por sempre me acolher com muito carinho, tornar-se uma amiga e fazer parte do meu crescimento profissional. Ao Prof. Dr. Marcos Sorrilha Pinheiro, historiador e amigo que eu admiro muito e sempre me incentivou. À Profa. Ms. Maria Celeste Fachin, professora que se tornou uma amiga. À tantos outros professores do curso de História da Faculdade de Ciências Humanas e Sociais do Campus de Franca e do Programa de Pós-graduação em História da Unesp, por compartilharem um pouco dos seus conhecimentos e muito enriquecer o meu repertório de pesquisador.

Agradeço ao Prof. Dr. João Maurício Gomes Neto que prontamente aceitou o convite para apresentar este importante trabalho na minha carreira.

E, por fim, à CAPES, Coordenação de Aperfeiçoamento de Pessoal de Nível Superior, por financiar esta pesquisa durante o mestrado.

*Em memória de Maura e Raul, sigo de 'cá' descascando
os amendoins da vida para ter o pé-de-moleque mais saboroso possível.*

# APRESENTAÇÃO

A partir da década de 90 do século XX, o mundo assistiu à efetivação de legislações e políticas públicas que humanizaram os tratamentos psiquiátricos, alterando a maneira como as entidades tratavam seus pacientes, evitando deixar trancafiados aqueles que possuem algum tipo de transtorno mental. A despeito desses deslocamentos, o debate em torno dessa temática ainda enfrenta preconceitos e desconhecimento, o que a torna um riquíssimo campo de discussão na contemporaneidade.

O panorama historiográfico nacional engendrado pelas obras pioneiras de Foucault, *História da Loucura* (1961) e *O Nascimento da Clínica* (1963), foi oportuno para abrir, ainda nos anos 80, um novo campo de análise voltado para o estudo das instituições psiquiátricas, bem como daqueles que ali estavam. Além de pesquisas relacionadas aos internos das ditas instituições, esse novo campo historiográfico permitiu analisar aqueles que detinham o controle dos *corpos* – médicos – através dos diagnósticos, tratamentos e discursos que estes faziam acerca da loucura.

Inserido no contexto da expansão dos hospitais psiquiátricos, hospícios e manicômios no Brasil da Primeira República, este livro analisa o debate sobre as patologias psíquicas e suas diferentes interpretações, com ênfase nos discursos de médicos psiquiatras que não assumiam uma religiosidade no ato de medicalizar e aqueles médicos que aderiram às concepções e práticas espíritas nas primeiras décadas do século XX. Assim, trata dos debates e deslocamentos constituição do tratamento psiquiátrico no Brasil entre 1883 e 1927, destacando nesse percurso o embate e os fronteiriços entre a medicina laica e a medicina espírita. Ao longo da obra, resultado de pesquisa desenvolvida durante o curso de Mestrado em História, o autor problematizou o embate e as possíveis diferenças de diagnóstico e de tratamento mental entre a medicina laica e a medicina espírita por meio de publicações, em sua maioria, científicas de ambos os grupos.

As fontes que sustentaram a confecção do livro abarcam as publicações dos médicos do Hospital Nacional de Alienados, a instituição de alienação mais importante do Brasil durante a Primeira República, os trabalhos de Adolpho Bezerra de Menezes, como *A loucura sob novo prisma: estudo psíquico-fisiológico* e outras publicações espíritas em diferentes periódicos, bem como os escritos de Allan Kardec que fundamentam o Espiritismo. Somam-se outras publicações acerca dos campos que, apesar de tratarem quase que da mesma forma do tema dessa pesquisa, são importantes para dimensionarmos os envolvidos no debate.

Embora seja vasto o campo historiográfico que estuda as instituições de tratamento mental e seus médicos, as entidades espíritas e seus discursos sobre a loucura, no final do século XIX e início do XX, há ainda muito a ser investigado em torno da matéria, algo que se evidencia na pertinência e potência das reflexões trazidas por Igor Morais da Silva.

Em *Louco ou obsedado,* o autor busca construir e entender parte relevante da História do Espiritismo no Brasil, nos levando a perceber as imbricações e os deslocamento entre a ciência medicinal dita moderna e o conjunto de crenças e procedimentos comuns a medicina espírita que emergia entre os finais do séc. XIX e início do sec. XX, tornando-se, esta também, objeto de racionalização nesse processo, fenômeno que levou os adeptos a acreditarem que estavam os ditos "loucos" sob influência de um ou vários espíritos, questão essa que cotejada pelo objetivo desta pesquisa.

No movimento investigativo apresentado por Silva é possível compreender projeções, crenças e expectativas de um grupo elitizado, que acocorado em premissas da ciência médica, tomou pra si a missão de estabelecer e manter o ordenamento social, visto que são eles, os médicos, indivíduos que se colocaram dentro de uma lógica de "normalidade". E fizeram isso ora se aproximando, ora se deslocando do espiritismo, aporia essa muito bem tensionada pelo livro que agora, você tem em mãos.

Boa leitura!

*Prof. Dr. João Maurício Gomes Neto*
Universidade Federal de Rondônia

# PREFÁCIO

Atualmente, várias políticas públicas dizem respeito ao diagnóstico e tratamento do adoecimento mental, outrora denominado apenas de "loucura". Novos métodos e abordagens marcaram a reforma psiquiátrica no mundo e no Brasil, notadamente contrários à institucionalização de pessoas e grupos sociais.

É notória a luta antimanicomial no Brasil, protagonizada, sobretudo, por profissionais da saúde e da assistência social.

Mas nem sempre foi assim. Tomemos por exemplo uma das muitas histórias possíveis, ocorrida com uma das muitas pessoas que viveram no tempo da urbanização brasileira.

Ana Luiza nasceu numa pequena cidade do Paraná, Atalaia. Segunda filha de uma família de cinco irmãos, ela mudou-se, ainda menina, para o interior de São Paulo, acompanhando os pais que foram tentar a vida nas muitas fazendas de café que se multiplicavam na região.

Nas fazendas de café, seu pai era o encarregado dos pagamentos dos colonos, trabalhava muito, mas, mesmo assim, nunca conseguia recursos suficientes para sustentar todas as sete bocas que precisava alimentar, incluindo a dele próprio. A mãe de Ana Luiza fazia o possível para ajudar, lavava para fora, passava, trabalhava em empreitadas na colheita do café, quase sempre negligenciando os cuidados com as cinco crianças pequenas e a própria saúde.

Com o tempo, Ana Luiza percebeu que sua mãe ficava cada vez mais estranha, falava coisas sem sentido, enfim, dava sinais de desequilíbrio mental. Atordoados, os membros da família resolveram consultar "um doutor", levando a senhora para uma instituição psiquiátrica, meio asilo, meio albergue, mantida por um grupo assistencialista espírita no município de Franca.

Foram para a cidade de Franca, Ana Luiza, a mãe e o pai; sua irmã mais velha ficou cuidando das demais crianças na casa que ocupavam entre os colonos da fazenda. Ao chegarem, procuraram a instituição que lhes informou que poderiam se hospedar em um dos muitos cômodos (puxadinhos) construídos no terreno da antiga Rua Irmão dos Antunes, mas que só poderiam ver o médico após o agendamento na Santa Casa de Misericórdia local. A consulta foi agendada para três dias depois da chegada da família. As duas mulheres ficaram na instituição, enquanto o pai retornou para a lida da produção cafeeira.

Não sabemos ao certo o diagnóstico da então enferma, mas o fato é que ali elas ficaram durante trinta dias. Nesse período Ana Luiza conheceu o cotidiano daquele lugar: café da manhã, conversas no pátio ensolarado com todos os residentes somados à costura das mulheres, almoço, consultas médicas a tarde, lanche, jantar bem cedo e reunião para orações e passes. Pareceu à menina curioso o fato de que as referidas reuniões tinham duas partes, uma de leitura e outra da qual ela não podia participar, mas que era anunciada como sessões de cura. Nas quatro semanas que lá ficaram, Ana Luiza, curiosa, procurou saber com os outros moradores do que se tratava aquela iniciativa. O fato é que a instituição não era apenas preocupada com os tratamentos da medicina laica, já que era também espírita e, por isso mesmo, seus administradores acreditavam que a maioria das patologias mentais era fruto de obsessão.

Com efeito o tratamento nas instituições espíritas era diferente das demais, em muitos aspectos. Não é difícil imaginar a confusão sentida, assim como percebeu Ana Luiza, pelos pacientes e seus familiares e/ou responsáveis quanto ao diagnóstico que oscilava entre as patologias físicas e a influência dos espíritos.

Na verdade, o embate em as concepções acerca das doenças mentais foi fruto do desenvolvimento das ciências médicas do século XIX e da propagação do espiritismo entre cientistas e profissionais brasileiros.

No Brasil da segunda metade do século XIX, o acirramento do desenvolvimento urbano marcou o início das políticas de ordenamento social e de exclusão, historicamente identificado como higienização social. Nesse contexto, o país vivenciou a multiplicação dos estabelecimentos de exclusão, na forma de asilos, clínicas, hospícios, manicômios, enfim, hospitais psiquiátricos que, no limite, recolhiam desfavorecidos de toda ordem, com ou sem patologias identificadas, na tentativa de retirar do convívio social todos aqueles considerados não-aptos à civilização e a modernidade.

Os saberes médicos laicos, em muito desenvolvido na Faculdade de Medicina do Rio de Janeiro, desenvolveram teses que abarcavam alienação, clausura, choques elétricos de tipo experimentativo e ações várias que resultaram na desumanização das, por que não dizer, vítimas do desenvolvimento.

Ocorre que a medicina laica/oficial, não era o único "saber médico" a disputar a primazia do tratamento mental. Em fins do século XIX e início do XX, um outro grupo, sobreposto ao primeiro, ganhou espaço no Brasil: os espíritas.

O espiritismo, emanado da França, ganhou adeptos na elite científica, incluindo entre os profissionais de medicina, dando origem à outras perspectivas de diagnóstico e tratamento mentais.

É nesse sentido que conhecer os pressupostos dos saberes médicos tradicionais em comparação aos espíritas é de suma importância para os pesquisadores interessados na história da loucura e das instituições de alienação do período.

Não foram poucos os estabelecimentos criados por espíritas na primeira metade do século XX, tampouco os patrocinados pelo Estado.

Eram muitas as diferenças entre a medicina laica e a espírita sobre os "males da mente" na primeira metade do século XX, várias delas analisadas no presente livro. Algumas merecem destaque: 1) Para a primeira os loucos precisavam ser apartados da sociedade em nome da saúde coletiva; para a segunda o convívio com os familiares e demais membros da sociedade era imprescindível para a cura; 2) Para a medicina oficial os sinais de loucura advinham de comportamento não condizente com o homem (ou mulher) civilizado, como homossexualidade, vadiagem, embriaguez, gravidez fora do casamento, em muito decorrente da degenerescência oriunda da classe social e etnia; para os espíritas o comportamento inadequado era frequentemente associado à influência de desencarnados, desafetos adquiridos em vidas passadas.

De toda forma, espíritas ou não, os estabelecimentos voltados à saúde mental privilegiaram, no século XIX e XX, exclusão e alienação, mesmo que as condições cotidianas em cada um desses tipos de instituição fossem fundamentalmente diferentes.

Em linhas gerais, o livro, intitulado "Louco ou Obsedado? Psiquiatria e Espiritismo no Brasil (1883-1927)", percorre a história das concepções sobre a loucura em três etapas: a apresentação do problema enquanto fruto da urbanização e das ambições de civilização, os saberes construídos pela medicina espírita em contraposição à laica e as diferentes formas de tratamento. No conjunto, o livro tem o mérito de contribuir para as discussões historiográficas sobre o tema, entre fins do século XIX e a primeira metade do século XX.

*Profa Dra. Márcia Pereira da Silva*
Universidade Estadual Paulista

# SUMÁRIO

**INTRODUÇÃO** .................................................... 19

## CAPÍTULO 1
**O NASCIMENTO DA LOUCURA ENQUANTO PROBLEMA DA MODERNIDADE** ........................................ 33
   1.1. O Brasil e os códigos de posturas ..........................34
   1.2. As cidades e o ordenamento social..........................37

## CAPÍTULO 2
**A INSTITUCIONALIZAÇÃO DA LOUCURA: LOUCO E INDESEJADO** .. 57
   2.1. O surgimento das instituições de recolhimento ..............60
   2.2. A história da psiquiatria enquanto tema da historiografia......71
   2.3. "A loucura sob um novo prisma" ou o caso da não loucura: o advento do Espiritismo e suas concepções ..............75
   2.4. O Espiritismo no discurso médico tradicional ................85

## CAPÍTULO 3
**DAS POSSIBILIDADES DE CURA E DO RETORNO À VIDA SOCIAL** .. 95
   3.1. Quando a internação é realidade: os modelos das instituições psiquiátricas ....96
   3.2. O destino dos loucos e dos propensos à loucura segundo o espiritismo........110

**CONSIDERAÇÕES FINAIS** ........................................ 125

**REFERÊNCIAS** .................................................. 129
   Arquivo da Câmara dos Deputados ..............................129
   Legislação....................................................129
   Obras completas publicadas....................................129
   Trabalhos publicados em Periódicos ............................130

**BIBLIOGRAFIA**.................................................. 133

# INTRODUÇÃO

> Levados pelo princípio, que julgam ser uma lei natural, de que toda a perturbação do estado fisiológico do ser humano procede invariavelmente de uma lesão orgânica, os homes da ciência têm, até hoje, como verdade incontroversa, que a alienação mental, conhecida pelo nome de – loucura –, é efeito de um estado patológico do cérebro, órgão do pensamento, para uns – glândula secretora do pensamento, para outros. Nem os primeiros, nem os segundos explicam sua maneira de compreender a ação do cérebro, quer em relação à função, em geral, quer em relação à sua perturbação, no caso da loucura.[1]

Foi na dificuldade do fazer histórico que este livro se construiu. A linearidade como a História da Psiquiatria e da loucura no Brasil vem sendo contada não contempla de maneira significativa a existência de instituições espíritas de saúde. Estas instituições contaram com profissionais da Medicina que buscaram uma alternativa terapêutica que complementassem as práticas e concepções convencionais. A proposta que se segue é analisar as orientações espíritas quanto às doenças da mente em comparação ao tratamento laico.

Durante os finais do século XIX e início do XX, os espíritas em território brasileiro, embasados na literatura produzida pelo francês Hippolyte Léon Denizard Rivail, conhecido como Allan Kardec, como é o caso do médico brasileiro Adolpho Bezerra de Menezes, bem como outros importantes seguidores deste, desenvolveram a desobsessão enquanto prática terapêutica para a loucura.

Adolpho Bezerra de Menezes Cavalcanti nasceu em 29 de agosto de 1831 na fazenda Santa Bárbara, localizada no estado do Ceará. Tendo escolhido trabalhar com Ciências Médicas, o intelectual teve que custear os próprios estudos até se formar, no ano de 1856, pela Faculdade de Medicina do Rio de Janeiro. Em 1857, tornou-se membro da Academia Imperial de Medicina, com trabalho intitulado "Algumas considerações sobre o cancro, encarado pelo lado do seu tratamento". Em 1858, foi admitido como cirurgião tenente no Corpo de Saúde do Exército. Um ano mais tarde, assumiu a função de redator dos *Anais Brasilienses de Medicina*,

---

[1] MENEZES, Adolpho Bezerra de. **A loucura sob novo prisma**. Estudo psíquico-fisiológico. 15 ed. Brasília: Federação Espírita Brasileira, 2021, p. 33.

periódico publicado pela Academia Imperial de Medicina. Entre 1860 e 1885, Adolpho Bezerra Cavalcanti se dedicou a uma vida política, atuando como vereador e deputado.[2]

Adolpho Bezerra de Menezes flertou com o espiritismo a partir do ano de 1875, nesse período ajudou na fundação do *Reformador*, jornal/revista inaugurado no ano de 1883, sendo o periódico oficial e mais importante da Federação Espírita Brasileira e tornou-se adepto confesso do espiritismo no ano de 1886. Desde então, dedicou-se à propaganda espírita, tendo permanecido atuante nos periódicos médicos com os quais contribuía, e também em importantes sociedades científicas da América Latina.

Fato interessante foi que o próprio médico afirmou ter se tornado espírita casualmente. Em um de seus relatos, após descrever que foi criado em uma família tradicionalmente católica e ter se casado com uma jovem também católica, Bezerra conta como foi seu primeiro contato com os escritos de Allan Kardec. Presente de um amigo de profissão, Dr. Joaquim Carlos Travassos, tradutor da obra *Livro dos Espíritos* em 1875, Bezerra de Menezes, em uma viagem longa para casa e sem muitas distrações, decidiu ler o presente que ganhara:

> [...] Deu-mo na cidade e eu morava na Tijuca, a uma hora de viagem de bonde. Embarquei com o livro e, como não tinha distração para a longa viagem, disse comigo: ora, Deus! Não hei de ir para o inferno por ler isto... depois, é ridículo confessar-me ignorante desta filosofia, quando tenho estudado todas as escolas filosóficas. Pensando assim, abri o livro e prendi-me a ele, como acontecera com a Bíblia. Lia. Mas não encontrava nada que fosse novo para meu Espírito. Entretanto, tudo aquilo era novo para mim!... Eu já tinha lido ou ouvido tudo o que se achava no 'O Livro dos Espíritos'. Preocupei-me seriamente com este fato maravilhoso e a mim mesmo dizia: parece que eu era espírita inconsciente [...].[3]

Depois disso, mais que um simples fiel à doutrina espírita, Bezerra de Menezes foi um defensor e propagador do kardecismo. A partir de 1883, o médico iniciou sua longa trajetória nas publicações de artigos doutrinários no *Reformador*. Já no ano seguinte, integrou também o periódico *O Paiz* e, no ano de 1889, já respeitado no âmbito espírita, Menezes foi eleito presi-

---
[2] FILHO KLEIN, Luciano. **Bezerra de Menezes**: fatos e documentos. Bragança Paulista: Lachatre, 2020.
[3] MENEZES, Adolpho Bezerra de. Inquérito – Resposta do Dr. Bezerra de Menezes. *In*: Miscelânea. **Reformador**. Ano X. N. 232. Rio de Janeiro: Federação Espírita Brasileira, 1892, p. 2.

dente da Federação Espírita Brasileira. A instituição, como já mencionado, foi responsável pelo periódico *Reformador*, do qual Bezerra de Menezes foi presidente também entre os anos de 1895 e 1900, quando morreu.

Dentre os intelectuais de sua época que aderiram à prática kardecista nas análises científicas, como as doenças ligadas à mente, Bezerra de Menezes foi aquele que mais se destacou. Isso ocorreu, pois, o médico, um homem de saber reconhecido e respeitado, divulgou parte de suas experiências no periódico *Reformador* através da coluna "Estudos Filosóficos", nos jornais *O Paiz* e *Gazeta de Notícias*, bem como no seu livro de publicação póstuma, *A loucura sob o novo prisma*, o mais importante estudo por ele realizado. Max, pseudônimo adotado por Adolpho Bezerra de Menezes, também publicava "romances espíritas" na seção "Folhetim" dos periódicos.

O interesse de Bezerra de Menezes acerca dos males da mente e seus estudos que envolveram as ciências psicológicas foram incentivados, presumo, pelo fato de seu filho ter sido acometido por um desses males. Segundo os médicos da época, era ele esquizofrênico catatônico[4]. O médico passou a pesquisar e difundir seus resultados de investigações para obter explicações para o caso do jovem, de modo a afastar-se das teorias dos alienistas do século XIX. Foi assim que Bezerra produziu a obra de sua vida, mas, infelizmente, o médico não assistiu a sua publicação, evento que só ocorreu vinte anos após a sua morte, em 1920.[5]

A escritura de *A loucura sob um novo prisma* ocorreu a partir da junção de diversos estudos que Bezerra de Menezes fez e divulgou ao longo de sua carreira como médico e pesquisador. Em um trabalho publicado no periódico *O Paiz*, vinculado à seção "Estudos Filosóficos" em 13 de fevereiro de 1893, o médico considerou sobre a loucura: "[...] Cura-se de uma obsessão, em vez de curar-se de uma loucura, e veremos como os hospícios terão reduzido a proporções mínimas seu passivo dos incuráveis [...]"[6]. Interessante notar como Bezerra enfatiza a importância do espiritismo, uma vez que muitos dos casos de loucura deveriam ser, segundo o médico, resultado de obsessões espíritas que poderiam ser tratadas em seções mediúnicas.

---

[4] Título dado a um tipo de esquizofrenia que causa redução de atividades comuns, como a fala, alimentação e interações interpessoais.

[5] FILHO KLEIN, Luciano. **A loucura sob o novo prisma**: o "Xodó de Bezerra". *In:* MENEZES, Adolpho Bezerra de. A loucura sob novo prisma. Estudo psíquico-fisiológico. 15. ed. Brasília: Federação Espírita Brasileira, 2021, p. 22.

[6] MAX. Pseudônimo de Adolpho Bezerra de Menezes. Spiritismo. In: Estudos Filosóficos. O Paiz, anno IX, n. 3935, Rio de Janeiro, 1893, p. 4..

Bezerra de Menezes também salienta sua ambição na publicação de uma obra completa com o resultado de suas pesquisas:

> [...] Um dia, publicaremos um tratado, que escrevemos há dois anos, sobre este importante assunto: importante por entender com a ciência, importante por levar a bálsamo da consolação aos corações que sangram pela perda, pior que a da morte, dos entes que lhes são caros. Escusamo-nos, pois, de descer a prova da diferença essencial da loucura e da obsessão.[7]

Percebe-se, a partir da citação, que Menezes estaria há dois anos escrevendo sobre os casos da obsessão e da loucura. Entretanto, seus primeiros trabalhos sobre o assunto datam o ano de 1886, uma vez que o quadro de saúde de seu filho passou por um agravamento. Contudo, foi somente no ano de 1891 que ele aprimorou seu texto, em virtude das experiências mediúnicas que vivenciou no grupo espírita, denominado Estrada Velha da Tijuca e fundado no mesmo ano, que funcionava em sua casa.[8]

Ainda que o trabalho de Bezerra de Menezes tenha uma intenção óbvia - a cura de seu filho - ele entendeu que deveria disponibilizar os resultados da sua pesquisa como uma forma de alternativa terapêutica àqueles indivíduos acometidos por problemas de loucura. O texto que se segue, ainda de sua publicação em 13 de fevereiro de 1893 no jornal *O Paiz*, faz referência exatamente a sua vontade de compartilhar seus estudos, bem como entender quais são os casos definidos como loucura:

> Dissemos, porém, que: influências estranhas não determinam somente casos de loucura, desses que os médicos mandam para os hospícios, e precisamos justificar esta asserção. Não tendes visto homens, de um modo de pensar e de um procedimento correto, de um dia para outro entregarem-se a vícios condenáveis e às vezes degradantes: o jogo, a embriaguez, a devassidão entre outros e outros.[9]

Outro ponto interessante da citação acima, e não menos óbvio, é que Bezerra fazia parte da gama de intelectuais que acreditava no progresso e no ordenamento social, visto que a sociedade deveria caminhar a partir de aspectos virtuosos e, que aqueles que se desviassem da ordem estabelecida poderiam ser acometido por algum tipo de loucura ou, no caso da explica-

---

[7] *Ibidem*.
[8] FILHO KLEIN. *op.cit.* p. 23.
[9] MAX, Spiritismo... op. cit., p. 4.

ção do médico, ser considerados obsedados. Esses aspectos de virtude ou moral foram, na época, atrelados aos papéis sociais que se esperavam das pessoas, não cabendo, portanto, casos de embriaguez, vagabundagem ou até mesmo promiscuidade. Sobre os desvios da moral, segue o intelectual:

> O que é isto senão obra das influências estranhas, senão *in totum*, ao menos em máxima parte? Duvidais? Sujeitai um, dois, muitos desses fatos à prova experimental e reconhecereis a verdade do que afirmamos, baseado em inúmeras observações. Não tendes visto mulheres de uma educação irrepreensível de caráter venerando, esqueceram o que devem à sua família e ao público, e se atirarem à perdição? A mesma coisa, verificada pela experiência – e sempre à mão de quem quiser experimentar. Estes tipos de infelizes, que se dão habitualmente ao ridículo pelas ruas e praças, o que são senão obsedados?[10]

Para Bezerra de Menezes, essas influências estranhas não poderiam ser dadas como únicas causadoras dos desvios morais e da criminalidade, uma vez que o indivíduo teria total responsabilidade sobre sua condição de resistência aos espíritos obsessores. Entretanto, quando a obsessão é uma realidade, caberia aos médicos a compreensão desse processo e o tratamento, quando possível, na fonte dos comportamentos de loucura.

> As influências estranhas desculpam, então, todas as fraquezas, todas as vilanias, todos os crimes? Não, porque todos têm, em sua vontade, a força de resistir às sugestões do obsessor, e, se não o fazem, a responsabilidade é sua. As obsessões, diz Hahnemann[11], abrirão os olhos aos médicos e aos sábios, provando-lhes que há moléstias cujas causas não estão na matéria, e que não devem ser tratadas pela matéria.[12]

Bezerra de Menezes chamou a atenção para o fato de que, segundo ele, existiam mesmo casos de loucura causados por males crônicos e/ou patologias ou insuficiências cerebrais. Contudo, como os diagnósticos eram dados sempre por médicos tradicionais ou alienistas, que apenas consideravam os problemas do corpo físico, nunca identificariam uma causa espiritual e, portanto, nunca recomendariam a desobsessão.

---

[10] *Ibidem*.
[11] Aqui Bezerra de Menezes fez referência ao espírito de Christian Friedrich Samuel Hahneman, este que foi um médico alemão durante os séculos XVIII e XIX e responsável pela criação da homeopatia, fator que naquele momento revoluciona a medicina até então conhecida.
[12] MAX, Spiritismo... op. cit., p. 4.

> Suponha-se um caso de loucura que os médicos dão por *incurável*, e que o médium, mediante a aplicação de fluidos e a moralização do espírito obsessor e do obsedado, cura-o. Aqui temos a causa imaterial removida por meios imateriais. O que dirão os médicos e os sábios? Estas curas já se dão em larga escala, e entre nós muitas pessoas podem dar delas testemunho.[13]

Bezerra de Menezes finalizou seu texto afirmando que, mesmo acreditando na possibilidade de cura através do médium, este deveria estar moralmente preparado, de modo que não seria qualquer pessoa mediúnica capaz de realizar a cura de indivíduos obsedados.

> Convém, porém, advertir aos que as tentam, que se devem preparar moralmente, não só para poderem exercer autoridade sobre o obsessor, como para produzirem fluidos que destruam a ação maléfica do mesmo obsessor. Se um médium, presumindo possuir fluido capazes de neutralizar os do obsessor, tentar a cura, fará mal em vez de bem, porque essa sua orgulhosa pretensão não lhe permitirá produzir fluidos, que o próprio obsessor inutiliza com os seus, zombando assim de sua jactanciosa pretensão.[14]

Alguns meses depois da publicação do artigo analisado acima, o periódico *O Paiz* divulgou outro texto de "Max", em 11 de setembro de 1893, o qual o autor já apontava aspectos que seriam, posteriormente, incluídos à sua obra mais significativa. Dentre esses aspectos, chamou-nos atenção a não negativa de Bezerra de Menezes de causas materiais para doenças cerebrais, mas ele insistia na existência de outras doenças causadas por insuficiência moral.

> A obsessão, que ainda não conquistou os direitos de cidade na ciência, é resultado do domínio, que sobre um homem consegue exercer um espírito. [...] A loucura por obsessão [...] diferencia-se da loucura geral, de que ocupa a ciência, pelo fato, já notado por Esquirol[15], de não depender de lesão alguma cerebral. Os médicos, pois, que no vivo não podem apreciar o estado anatomopatológico do cérebro, tomam por louco os obsedados – e tratam-nos pelos processos psiquiátricos sem o menor resultado: são a maioria dos loucos

---

[13] *Ibidem*.
[14] *Ibidem*.
[15] Jean-Étienne Dominique Esquirol foi um psiquiatra francês do século XIX responsável pela criação do termo alucinação.

> incuráveis. [...] Pode, com efeito, um cáustico na nuca, ou uma ducha ou qualquer aplicação terapêutica, afastar o espírito obsessor – arrancar-lhe sua vítima? O espírito, porém, denunciando este ramo, completamente desconhecido, de loucura, vai mais longe: indica os casos físico-patológicos de obsessão e ensina os meios de curar estes – meios que só o espírita pode empregar: a moralização dos espíritos do obsessor e do obsedado, pela evocação de um e de outro, pois que podem ser invocados os espíritos encarnados.[16]

Porém, foi somente vinte anos após a morte de Bezerra de Menezes que o livro foi lançado, através da insistência dos familiares do médico em fazerem jus a celebração do aniversário de duas décadas de sua morte. Antes mesmo do lançamento da obra, um dos membros do corpo editorial do periódico *Gazeta de Notícias*, depois de ter recebido de um dos filhos de Bezerra de Menezes um exemplar de *A loucura sob um novo prisma*, escreveu, em anonimato na coluna "Livros Novos" da edição de 11 de setembro de 1920, que havia uma sensatez na escrita do médico e que não caberia a ele entrar no mérito da concordância ou até mesmo de conhecimento do trabalho, mas que haveria de reconhecer que os especialistas em loucura teriam dificuldades em refutá-lo.

> Qual o objetivo desse livro? Provar que a loucura não é a consequência de uma lesão do cérebro. A ciência oficial poderá isto parecer um absurdo. Entretanto, ela não explica como indivíduos com cérebros perfeitos sofrem, muitas vezes, de alienação mental. Não queremos entrar no mérito desta questão, mas forçoso é reconhecer que o Dr. Adolpho de Menezes põe a questão num pé em que os cientistas dificuldades encontrarão em refutá-lo. Dotado de conhecimentos vastos, mas que o indivíduo patológico é sempre o mesmo.[17]

No texto em questão, ainda foi ressaltada a influência que Bezerra de Menezes tivera em vida enquanto indivíduo público.

Referência científica na década de 1920, a obra póstuma de Bezerra de Menezes passou a ser utilizada de forma recorrente para responder aos ataques ao espiritismo, então classificado pelos médicos tradicionais como

---

[16] MAX. Pseudônimo de Adolpho Bezerra de Menezes. Spiritismo. In: Secção Livre. O Paiz, anno IX, n. 4144, Rio de Janeiro, 1893, p. 2.

[17] A loucura sob novo prisma – Pelo Dr. Adolpho Bezerra de Menezes. *In*: Livros Novos. **Gazeta de Notícias.** Ano X. N. 232. Rio de Janeiro, 1920, p. 5.

uma "fábrica de louco". Anos depois, alguns jornais do Rio de Janeiro ainda anunciavam o lançamento da obra em questão. Em 11 de fevereiro de 1922, anunciou, na "Seção Comercial", *O Paiz*: "**Aos Srs. Espíritas e Médicos:** A loucura sob novo prisma (Estudo Psiquiátrico-Fisiológico), do Dr. Bezerra de Menezes (Max), vende-se nas principais livrarias"[18].

E ainda, o tratamento de seu filho descrito na obra foi informado em jornais da cidade do Rio de Janeiro como uma experiência legítima de natureza científica. Em um artigo publicado em 30 de agosto de 1928 no jornal *Gazeta de Notícias*, o fundador da Liga Espírita do Brasil, João Torres ressaltou que a pesquisa do médico e espírita era de extrema qualidade e afirmou que Menezes teria sido um

> [...] evangelizador modestíssimo nos meios espíritas, cuja doutrina, a maneira que o levou a adotá-la, científica-filosófica-religiosamente, verifica-se em suas obras, notadamente a quem tem o título *A loucura sob novo prisma*.[19]

Ainda nessa edição, o jornal informou dias e horários de encontros religiosos, fossem eles espíritas ou não. Entretanto, vale acrescentar que a seção classificou o espiritismo na categoria de culto e não religião.

Adolpho Bezerra de Menezes, responsável pela organização do 1° Congresso Brasileiro de Espiritismo, "objetivando a unificação dos estudos teórico-práticos de Allan Kardec", em 1893, teve grande influência na retirada da prática espírita como "doutrina deletéria" no "Código Penal Brasileiro". Dessa forma, ficou evidenciada a importância do médico para a consolidação da *psique* kardecista nos últimos anos do século XIX e começo do XX. Em sua tese, intitulada *A loucura sob novo prisma: estudo psíquico fisiológico*, que serviu de fonte primária para a presente obra, o médico propôs que a "loucura necessitaria ser observada, diagnosticada e cuidada por terapêutica diferencial, quando se tratasse de loucura psíquica ou obsessão".[20]

Bezerra de Menezes, então, constituiu sua proposta na ideia de investigar as possibilidades de cura do indivíduo com comportamentos que o classificavam como louco, isto quando a loucura pudesse ser identificada como psicológica ou obsessão: "para distinguir-se esta nova espécie, chamar-lhe-emos loucura moral, ou mais apropriadamente: loucura psicológica,

---

[18] O Paiz. *In*: Seção Comercial, anno XXXVIII, n. 13.628, Rio de Janeiro, 1922, p. 8.
[19] TORRES, João. Espiritismo: Leon Tolstoi e Bezerra de Menezes. *In*: Vários Cultos. **Gazeta de Notícias**. Anno LIII, N. 207. Rio de Janeiro, 1928, p. 7.
[20] LUZ, Nadia. **Ruptura na história da psiquiatria no Brasil**: espiritismo e saúde mental (1880-1970). Franca: Unifran, 2006, p. 91.

por tratar-se da perturbação da faculdade anímica, e não do instrumento da manifestação".[21] Nesse sentido, as instituições espíritas fundadas a partir da segunda década do século XX orientaram-se pela tese fundamentada por Bezerra Menezes.

Mesmo que os espíritas acreditassem que poderiam solucionar casos de loucura, por outro lado grande parte de médicos adeptos à Medicina tradicional acreditavam que eram os espíritos responsáveis por parte das causas da loucura.

Segundo o pesquisador Ubiratan Machado, a aceitação popular do espiritismo, como vinha acontecendo na Europa, atraiu críticos, de modo que qualquer discussão seria aceitável. O discurso mais popular, porém, mais repetido, afirmava que "o espiritismo era uma fábrica de loucura". Contudo, na sociedade brasileira do final do século XIX, essa associação entre espiritismo e loucura não encontrou fundamentos teóricos. Era apenas uma repetição do que estava acontecendo na Europa. Essa associação só começaria a surgir, no Brasil, nas décadas seguintes, quando um grupo enorme de indivíduos desadaptados, social e psicologicamente, começou a invadir os centros de saúde em busca de um abrigo eficaz em detrimento do abandono estatal que os garantia um fim trágico.[22]

É evidente, portanto, que para os médicos não espíritas a associação entre loucura e kardecismo começou quando as instituições asilares espíritas tomaram para si a responsabilidade da terapêutica e cuidado com os ditos loucos/desprivilegiados, ou seja, quando se inicia uma gama de inaugurações de sanatórios, asilos, hospitais e outros tipos de entidades espíritas cujo objetivo ou um dos objetivos era o cuidado com os males da mente a partir da lógica kardecista.

A prematuridade dos cuidados da mente no Brasil fica evidente ao analisarmos a trajetória acadêmica da especialização de médicos *psi*. Foi somente no ano de 1912 que a Psiquiatria foi oficialmente reconhecida como uma especialidade médica, momento este em que a disciplina *Doenças nervosas e mentais*, ministrada na Faculdade de Medicina do Rio de Janeiro desde 1881, foi substituída pela matéria *Psiquiatria*. Ainda que a disciplina tenha entrado na grade da instituição somente no início do

---

[21] MENEZES, A loucura sob novo prisma... op. cit., p. 91.
[22] MACHADO, Ubiratan. **Os intelectuais e o espiritismo** – de Castro Alves a Machado de Assis. Uma reportagem sobre meio século (1860-1910) de difusão do espiritismo no Brasil, através das repercussões em nossos meios intelectuais e segundo o depoimento da literatura. Niterói: Publicações Lachâte, 1996. p. 115.

século XX, os médicos generalistas, como eram chamados aqueles sem especialidade definida, tinham, de maneira introdutória, acesso às aulas que se referiam aos cuidados da mente. Este fator, portanto, pode ser um dos motivos de vermos alguns historiadores nomeando tais médicos como psiquiatras. Isso também ocorreu com a *Homeopatia*, especialidade médica sobre a qual encontramos referências desde o final do século XIX; contudo, a *Homeopatia* somente foi considerada uma especialidade médica no final do século seguinte.

Historicamente, mesmo antes do reconhecimento oficial da Psiquiatria, registravam-se iniciativas de médicos higienistas que reivindicavam lugares específicos para os indesejados da sociedade, entendidos como gama de indivíduos considerados loucos: prostitutas, bêbados, velhos abandonados, andarilhos, os chamados "retardados" etc.

Os médicos higienistas foram assim chamados por acreditarem e incorporarem em seus ofícios a lógica da higiene pública, no sentido de limpeza e saneamento, ou seja, a purificação do meio urbano, de modo que esta mesma representação – de limpeza – fosse atrelada aos males da mente através da higiene mental. Entretanto, o conceito de higiene mental só foi amplamente divulgado a partir da década de 1920 com a fundação da Liga Brasileira de Higiene Mental (LBHM).

Os escritos de Michel Foucault como a *História da Loucura*[23] e *O nascimento da Clínica*[24] foram obras fundamentais, principalmente ao passarmos pela sua metodologia de descontinuidade na linearidade ou continuidade histórica, para o desenrolar da discussão que se segue nesse livro. Foucault compreende o fazer historiográfico como variado no que ele chamou de "camadas arqueológicas do saber"[25]. Olhar para as fontes, nessa perspectiva, proporcionou-me entender que as várias camadas de discursos existentes entre os médicos, ainda que a Psiquiatria e o Espiritismo tenham homogeneizado seus respectivos discursos, interpretam e criam uma ideia de louco diferente, existindo também camadas da loucura de acordo com o discurso que está inserida.

Assim, para Foucault, não devemos estudar os discursos apenas pelo que eles expressam, mas verificá-los em suas diversas formas de manifestações culturais e sociais, suas ramificações, ligações, ou seja, as formações

---

[23] FOUCAULT, Michel **A História da Loucura na Idade Clássica.** São Paulo: Editora Perspectiva, 2019.
[24] *Idem*. **O nascimento da clínica.** Rio de Janeiro: Forense Universitária, 2001.
[25] *Idem*. **A arqueologia do saber.** Trad. Luiz Felipe Baeta Neves. 8.ed. Rio de Janeiro: Forense Universitária, 2013.

discursivas que eles possibilitam – tal visão nos permite analisar a formação do sujeito a partir de sua relação com os discursos. Mesmo que nos atentar às fontes nessa perspectiva seja importante, a base metodológica dessa obra circunda a análise de discurso.

Até a década de 1970, eram poucos os trabalhos que faziam uso dos periódicos – revistas e jornais – com confiança na legitimidade desse material enquanto fonte de pesquisa histórica, apesar de conter uma preocupação com a história da imprensa, mesmo que não fizesse, por vezes, uso da própria imprensa para sua escrita.

Tânia Regina de Luca explica que os historiadores não confiavam nos meios jornalísticos como fonte para suas pesquisas, embora também já houvessem trabalhos consagrados que utilizavam os periódicos como fonte.[26] Entretanto, esse olhar receoso aos jornais e revistas pela historiografia brasileira até 1970 contrasta com a visão com que a historiografia francesa, por exemplo, já encarava o periódico como documento histórico.

No período a que se refere esta pesquisa, o discurso médico, fonte privilegiada desta investigação, remete a variadas preocupações. A primeira se refere a quem é o interlocutor e por que ele tem autorização/competência para falar? Ou seja, percebemos que a classe dos médicos comporta um sistema de diferenciação e de relações entre eles próprios. A segunda indagação aborda: quais os lugares institucionais o médico obtém seu discurso e onde ele aplica seu conhecimento? Esses lugares podem ser o hospital, o centro espírita, um asilo, a prática privada, o laboratório e até mesmo a biblioteca/sala de aula de uma universidade, de modo que o discurso se molde de acordo com o seu público. Por fim, podemos aplicar a pergunta: qual a posição do discursante/sujeito em relação aos grupos ao qual se interessa a discussão? Aqui, observamos se o indivíduo é bem quisto.

As fontes periódicas, compostas por publicações em revistas científicas e religiosas da época, constituem-se, portanto, em fontes impressas fundamentais para a pesquisa histórica acerca da recuperação de imagens do passado, bem como cotidianos e mentalidades. Todavia, seu uso indiscriminado, sem metodologia nem aprofundamento teórico, pode trazer sérios problemas para a pesquisa.[27] Assim, não há possibilidades de uma

---

[26] LUCA, Tânia Regina de. História dos, nos e por meio de periódicos. In: PINKSY, Carla Bassanesi. **Fontes Históricas**. São Paulo: Contexto, 2008.

[27] LAPUENTE, Rafael Saraiva. O jornal impresso como fonte de pesquisa: delineamentos metodológicos. In: 10º Encontro da Rede Alfredo de Carvalho (ALCAR), 2015, Porto Alegre. 10º Encontro Nacional de História da Mídia (ALCAR), 2015.

consulta a periódicos sem uma criteriosa análise. É fundamental que não se estude periódicos isolados do seu contexto, sendo que considerações sobre o público-alvo, os objetivos da publicação e o tempo histórico destas são imprescindíveis.[28]

O presente livro toma as publicações tendo em vista a análise do discurso. É bom lembrar que os textos foram produzidos em meio à difusão da ciência psiquiátrica no Brasil, à luta pela afirmação desse profissional e à política higienista de controle social e do corpo com o desenvolvimento das cidades. Trata-se, portanto, de discursos em defesa de ideologias e crenças nas quais seus adeptos depositavam a esperança de desenvolvimento do país. Os textos representam uma visão de mundo, de si mesmo (dos autores) e do outro (a sociedade que precisava ser higienizada, civilizada, impelida ao desenvolvimento).

Segundo Pêcheux, o discurso é uma forma de materialização ideológica. Assim, o indivíduo é como um estoque de ideologia e a língua é um processo que atravessa as diversas esferas da sociedade.[29] Já Fairclough compreende o discurso como uma prática social reprodutora e transformadora de realidades sociais e o sujeito da linguagem, a partir de uma perspectiva psicossocial, ora se conforma às formações discursivas/sociais que o compõem, ora resiste a elas, (re)significando-as e (re)configurando-as. Desse modo, a língua é uma atividade dialética que molda a sociedade e é moldada por ela.[30] Maingueneau afirma que o discurso é "uma dispersão de textos cujo modo de inscrição histórica permite definir como um espaço de regularidades enunciativas". Para esse autor, o discurso não opera sobre a realidade das coisas, mas sobre outros discursos, já que todo enunciado de um discurso se constitui na relação polêmica com outro discurso. O sujeito é um espaço cindido por discursos e a língua um processo semântico e histórico.[31]

A relação entre produção textual, discurso e representação já foi descrita por vários pesquisadores. Por meio da linguagem oral ou escrita se dá o processo de construção/desconstrução das identidades pertinentes aos sujeitos, às nações e, consequentemente, à História. O termo identidade é entendido aqui da mesma forma que descreve Freda Indursky. Segundo a autora, pode

---

[28] SOSA, Derocina Alves Campos. **A história política do Brasil (1930-1934) sob a ótica da imprensa gaúcha.** Rio Grande: Fundação Universidade Federal do Rio Grande, 2007, p. 11-12.
[29] PÊCHEUX, Michel. **Análise automática do discurso.** In: GADET, F. HAK, T. (Orgs.). Por uma análise automática do discurso – introdução à obra de Michel Pêcheux. Campinas: Unicamp. pp 61 – 161, 1990.
[30] FAIRCLOUGH, Norman. **Discurso e Mudança Social.** (Coordenação da trad.) Izabel Magalhães. Brasília: UNB, 2001.
[31] MAINGUENEAU, Domenique. **Gênese dos discursos.** Trad. Sírio Possenti. Curitiba: Criar, 2005. p. 15.

se tratar de movimentos contínuos/descontínuos das relações que sujeitos (individualmente ou em coletividade). Indursky chama a atenção para o fato de que as identidades discursivas estabelecem a ideia com a realidade, criando uma interface que permite que ela se mova e se integre dentro de certas condições discursivas e sócio-históricas que constituem essas relações. Assim, as identidades surgem das formas de subjetividade, cujas representações simbólicas são a forma privilegiada de manifestação ideológica.[32]

Ao afirmar que o sujeito se representa por meio da língua não se trata, obviamente, de acreditar ingenuamente que ele apenas expresse suas ideias e interesses de modo plenamente consciente. O discurso é mais do que reunir palavras em uma determinada ordem para compor uma informação, já que é necessário estabelecer comunidade de sentido.[33] Para configurar "efeito de sentido entre interlocutores", o discurso lança mão de elementos já presentes no imaginário e, nesse sentido, é importante ressaltar sua dimensão interativa, uma vez que o sujeito se expressa por meio da linguagem que, ao mesmo tempo, "o significa e assim o constitui".[34]

O recorte temporal deste livro recai no pensar na institucionalização da loucura e, os discursos acerca dos males mentais nos debates se apresentaram junto com a criação do periódico espírita *Reformador*, em 1883, e sua consolidação. O período abarca o Decreto Federal nº 1.132 de 22 de dezembro de 1903 e o Decreto nº 5.148-A, de 10 de janeiro de 1927. O primeiro decreto passa a tratar o louco como um fenômeno que deterioraria o meio social e, portanto, necessitaria de cuidados específicos em todo território nacional, o que acarreta o surgimento de diversas entidades com esse objetivo. Enquanto que o segundo reorganizou a assistência aos doentes da mente, de modo a reivindicar uma modernização no tratamento e estruturas das instituições asilares, bem como melhorar a remuneração dos funcionários dessas instituições, tratando o decreto do início do século como obsoleto, apesar de importante para a área da Psiquiatria. Em 1927, o confronto entre os dois grupos – espíritas e não espíritas – começa a ser sanado, uma vez que o decreto deste ano estabelece que toda instituição de assistência aos psicopatas, pública ou privada, deveria ter um médico psiquiatra em sua direção. Assim,

---

[32] INDURSKY, Freda; CAMPOS, Maria do Carmo. **Discurso, memória e identidade**. Porto Alegre: Sagra Luzzatto, 2000, p. 11 e 12.

[33] ORLANDI, Eni Pulcinelli. **A linguagem e seu funcionamento** - as formas do discurso. São Paulo: Brasiliense, 1983.

[34] GUIMARÃES, Eduardo. LÍNGUA E ENUNCIAÇÃO. **Cadernos de Estudos Linguísticos**, Campinas, SP, v. 30, 2011. Disponível em: <https://periodicos.sbu.unicamp.br/ojs/index.php/cel/article/view/8637044>. Acesso em: 5 jul. 2023.

as instituições espíritas começaram a contratar médicos psiquiatras adeptos do espiritismo, seguindo o novo decreto e não mais tendo que se explicar, na maioria dos casos, em relação às suas práticas terapêuticas.

Com o fim último de apresentar o trabalho que discorre nestas páginas, fizemos a divisão dos capítulos. O primeiro capítulo foi reservado à história das práticas e políticas de tratamento mental, de modo a entender como surgiram as primeiras instituições de alienação no Brasil e como o discurso espírita chegou até às instituições médicas laicas que se multiplicaram no campo da terapêutica psíquica. Levando em consideração que o espiritismo é tributário do pensamento do século XIX, entender as práticas da medicina laica significou dimensionar de onde partiu a chamada "psiquiatria espírita", as ideias que referendaram e as que combateram, bem como compreender o espaço histórico em que o debate se efetivou.

No segundo capítulo foi tratado os discursos então constituídos pelos médicos espíritas e não espíritas, ou seja, as narrativas que expressam os embates sobre a quem caberia o controle da loucura. A loucura foi considerada enquanto um problema social que precisava ser combatido e, por isso, camadas distintas da sociedade fizeram sua interpretação acerca do fenômeno e de suas causas. Nesse capítulo foi tratado, então, as teorias da eugenia, degenerescência, monomania, loucura moral, entre outras, que fundamentaram os estudos da medicina do final do século XIX e início do XX. Depois de estabelecer as narrativas sobre a loucura, a discussão caminha para o próximo tema de discordância entre a medicina espírita e não espírita – o tratamento e/ou o destino dos pretensos loucos.

Para o terceiro capítulo, foi reservada a análise de como os discursos psiquiátricos e os próprios autores/médicos foram recebidos diante de uma sociedade eugênica que procurava respostas ao caminho do progresso e modernização. Nesse momento, estabelece-se as perspectivas sociais da internação e do diagnóstico da loucura e, assim, foi possível compreender as formas e justificativas de organização das instituições psiquiátrica. A organização das entidades, hospitais, hospícios, asilos, entre outros, foram foco desse capítulo, bem como as discussões acerca das possibilidades de cura e o retorno à vida social. Importante considerar, além da organização das entidades, as políticas de recuperação social. Ao término do trabalho, a discussão pautou-se na compreensão dos fatores que contribuíram para minimizar o debate "medicina tradicional x medicina espírita", uma vez que ambos os grupos se consolidam nesse campo.

# CAPÍTULO 1

# O NASCIMENTO DA LOUCURA ENQUANTO PROBLEMA DA MODERNIDADE

> E durante dois anos o cortiço prosperou de dia para dia, ganhando forças, socando-se de gente. E ao lado o Miranda assustava-se, inquieto com aquela exuberância brutal de vida, aterrado defronte daquela floresta implacável que lhe crescia junto da casa, por debaixo das janelas, e cujas raízes, piores e mais grossas do que serpentes, minavam por toda a parte, ameaçando rebentar o chão em torno dela, rachando o solo e abalando tudo.[1]

João Romão, personagem da obra publicada pela primeira vez em 1890 por Aluísio de Azevedo em *O Cortiço*, era um imigrante português que havia chegado no Rio de Janeiro e se fez dono de uma venda, de uma pedreira e do cortiço.

Ambicioso e com a pretensão de ter uma vida como a de seu conterrâneo, o comerciante Miranda, João Romão aproveitava de seus trabalhadores e também de locatários do cortiço com o qual capitalizava.

O advento da modernização e urbanização das cidades brasileiras, sobretudo do Rio de Janeiro, trouxe consigo um aumento populacional expressivo. O trecho acima nos revela esse "abarrotamento" de pessoas que se mudaram para as cidades em busca do sonho da modernidade. Esse fato propiciou uma dicotomia em relação aos novos habitantes da urbe. De um lado, houve um grupo composto basicamente de estrangeiros abastados que integravam a elite social, são eles: franceses, ingleses e portugueses, sendo esses últimos retratados pelos personagens de João Romão e Miranda. Do outro lado dessa nova formação social ascendente no Rio de Janeiro, tínhamos "gentes variadas", desde migrantes internos do país até imigrantes europeus, como portugueses de baixo poder executivo, judeus e italianos, que tinham como principais semelhanças a miséria e o deslumbre pelas possibilidades da embrionária metrópole. Todas essas personagens eram "gentes sem rosto" na história que acabaram por ganhar identidade habitando o complexo do cortiço.

---

[1] AZEVEDO, Aluísio. **O Cortiço**. São Paulo: Ática, 1997, p. 23.

O *Cortiço* é a personagem central da obra de Aluísio de Azevedo. Situado na Rua dos Hospícios, fez parte do grande processo de urbanização e modernização do Rio de Janeiro nos finais do século XIX. Os desdobramentos do romance colocam em evidência os confrontos entre as camadas sociais, uma vez que estas são demonstradas a todo momento em posições antagônicas ao que diz respeito à moradia, ao trabalho, lazer e, principalmente, às práticas da vida cotidiana. Esses confrontos ocorrem devido ao fato de que esses dois grupos são vizinhos separados por um muro no bairro de Botafogo, um bairro recente sob as novas perspectivas de urbanização. De um lado temos o sobrado da abastada família do comerciante Miranda e, do outro lado, o cortiço de João Romão.

O livro de Aluísio Azevedo revela a atmosfera da modernidade em seus aspectos físicos e sociais vivenciada por parcela da população do Rio de Janeiro.

Aluísio Azevedo foi um autor marcado pelo ofício de registrar a realidade do mundo e da cidade que lhe servia de abrigo, foi intérprete dos novos signos e significados das cidades que se desenvolveram nos primeiros anos da República no Brasil. O autor teve a sensibilidade de perceber, como vários outros, que o comportamento dos homens nas urbes em desenvolvimento - a modernização que se anunciava e os novos papéis sociais que se impunham na forma de estranhos personagens urbanos - eram temas de interesse geral, afinal, a Modernidade significou o advento de formas de sociabilidade que não eram, até aquele momento, comuns à subjetividade popular.

Com a Modernidade, o espaço público ganhou notoriedade bem como aqueles que se colocavam nesse lugar, os homens modernos, que deveriam aprender a viver segundo às novas configurações sociais.

É justamente desse tema que trata esse capítulo, ou seja, da dicotomia entre a virtude e o vício, dos hábitos socialmente represados em contraste com os modelos aceitos, da barbárie em comparação com os ideais de civilização. O espaço de reflexão tomado aqui não é o mundo dos hospitais psiquiátricos, mas os espaços públicos das cidades em modernização.

## 1.1. O Brasil e os códigos de posturas

A proximidade jurídica e costumeira do Brasil com Portugal é inevitável por inúmeros aspectos, seja pela colonização; pela transferência da família real e das instituições do Estado para a colônia, em detrimento a expansão napoleônica ainda em 1808; pela simpatia dos brasileiros pela realeza ou; pela independência da nação feita em nome de um herdeiro da dinastia dos Bragança em 1822. Durante todo o período colonial, o fato é que a legislação brasileira foi marcada por um complexo quadro burocrático e jurídico advindo de Portugal.

As *Ordenações*[2] portuguesas vigoraram, por muito tempo, em solo brasileiro, mesmo que tivessem que ser adaptadas à nova localidade, uma vez que "o espaço produz a história tanto quanto é modificado e construído por ela".[3] Tal fato gerou a permanência das ordenações e a edição de leis específicas para o Brasil de modo que, para as cidades brasileiras, os códigos de *posturas* não podem ser compreendidos sem o *código penal*.

Por código compreendemos um "corpo único, sistematizado e articulado, de disposições legais que regem cada ramo do Direito; já o código penal define delitos e estabelece as penas para cada tipo de infração".[4] O primeiro destes códigos "genuinamente" brasileiro foi o *Código Criminal do Império do Brasil* editado em dezembro de 1830. Ele era decorrente da *Constituição de 1824* que expunha, em seu artigo 179, inciso XVIII, a elaboração "o quanto antes" de um código penal. Para Luiz Luisi, é importante lembrar que a sociedade, para a qual esse código se destinava, era sobretudo agrária, de forte influência católica, escravagista e herdeira do pensamento do século XIX.[5] Nesse sentido, chamamos a atenção para uma aparente contradição no texto, no sentido de combinar discurso liberal (em virtude da influência iluminista do século XVIII e XIX) com uma espécie de "conservadorismo

---

[2] De modo geral, a legislação e os códigos portugueses foram formados pelas chamadas Ordenações Afonsinas, Manuelinas e Filipinas. A legislação abarcava as terras e as cidades em expansão. A cidade medieval, nesse contexto, ainda que próxima ou já inserida na era conhecemos como Idade Moderna, é um "espaço fechado", "aspira à segurança", "é também fonte de idealização: a de uma convivência harmoniosa entre classes" (Le Goff, 2002). Em nome de segurança e do convívio entre os diferentes grupos que formavam Portugal, as Ordenações Afonsinas, preparadas ainda no reinado de D. João I, merecem destaque como instrumento sistematizador da vida em sociedade. As Ordenações portuguesas, mesmo que em tópicos e especificações diferenciadas, já abordavam alguns comportamentos como passíveis de normatização dos municípios, explicitando os poderes locais, mesmo que com o intuito de centralização régia. Explica-se: na tentativa de acabar com os abusos dos funcionários e oficiais nas diferentes regiões portuguesas e dotar o poder central de maiores possibilidades de controle, as Ordenações acabaram por especificar qual parte cabia aos municípios, na administração do Estado. As Ordenações Afonsinas já tentavam normatizar, dentre outros, a roupa dos citadinos, o porte de arma, trazia especificações quanto à moradia e às práticas sexuais. No mesmo sentido, as Ordenações Filipinas falavam dos deveres dos "vereadores" zelarem pelas posturas do "Concelho". Segundo o Código Filipino, as câmaras municipais coordenariam a vida nas vilas, por meio da edição das Posturas. Posteriormente, as Ordenações Manuelinas seguiram o mesmo caminho.

[3] LE GOFF, Jacques. Centro/ Periferia. *In*: LE GOFF, Jacques, SCHMITT, Jean-Claude. **Dicionário temático do Ocidente Medieval**. Vol. 1. Bauru: EDUSC, 2006, p.201.

[4] GUIMARÃES, Deocleciano Torrieri. Dicionário Técnico Jurídico. 19 ed. São Paulo: Rideel, 2016, p.186-187.

[5] LUISI, Luis. Prefácio. In: PIERANGELI, José Henrique. Códigos Penais do Brasil: evolução histórica. 2 ed. São Paulo: Editora Revista dos Tribunais, 2004.

elitista" que resultava, por exemplo, no tratamento punitivo diferenciado para réus que fossem julgados pelo mesmo crime e pertencessem a estratos sociais diferenciados.

O *Código Criminal do Império do Brasil* foi dividido em quatro partes: *Dos Crimes e Das Penas; Dos Crimes Públicos; Dos Crimes Particulares* e; *Dos Crimes Policiaes*. Destas interessam-nos, mais de perto, as partes III – *Dos Crimes Particulares* e IV – *Dos Crimes Policiaes*. A terceira parte se aproxima mais dos comportamentos cotidianos, regulamentando questões como "homicídio", "infanticídio", "aborto", "ferimentos e outras offensas physicas", "ameaças", "entrada na casa alheia", "abertura de cartas", "vários crimes contra a segurança da honra" ("estupro", "rapto", "calumnias e injuria", assuntos como matrimônio, poligamia, adultério, partos), dos crimes "contra a propriedade" e "contra a pessoa". Já na parte IV – *Dos Crimes Policiaes* constava a maior parte das determinações acerca do comportamento em público[6], a saber: "offensa da religião da moral e dos bons costumes", "Sociedades Secretas", "ajuntamentos ilícitos", "vadios e mendigos", "uso de armas defesas", "fabrico, e uso de instrumentos para roubar", "uso de nomes supostos e títulos indevidos" e "uso indevido da imprensa"[7].

De modo geral, enquanto o Código *Criminal/Penal* tratava de comportamentos não adequados, tomados de forma geral, as *Posturas Municipais* eram formas privilegiadas de ditar as especificidades, ou seja, aquilo que era prioritário para cada região do país era definido em benefício dos poderes locais.

Nessa perspectiva, Jacques Le Goff chama a atenção ao fato de que as *posturas municipais* se confundiam por muito tempo com o desejo daquele que governa cada região e até mesmo com políticas de padronização e higienização pública. Mas é possível que os *códigos de posturas* intervenham por meio de regulamentações, pelo menos quando os poderes locais não conseguem estabelecer a ordem necessária? Isso é verdade para Le Goff. A partir do século XII, os padrões de higiene e urbanismo aumentaram nas cidades. O rei toma a iniciativa principalmente em Paris, a capital. Por volta de 1130, o

---

[6] Nota-se que o *Código Criminal do Império do Brasil* (1830) tinha uma parte especialmente voltada para os crimes públicos (parte II - Dos Crimes Públicos). No entanto, naquela realidade de luta pela sobrevivência do poder central imperial, os crimes públicos não compreendiam o ordenamento do comportamento das pessoas individualmente e frente à coletividade, mas ao ataque contra o estabelecimento e as leis do Império. Mais tarde, depois da proclamação da República, seria enormemente ampliado o conceito de "crimes públicos", a ponto deste termo não mais denominar uma parte do Código Penal Brasileiro.

[7] Código Penal de 1830. PIERANGELI, José Henrique. Códigos Penais do Brasil: evolução histórica. 2ª ed. São Paulo: Editora Revista dos Tribunais, 2004.

primogênito do rei Luís VI, um jovem de quinze anos, morre de uma queda de cavalo depois que a montaria caiu em uma ruela parisiense devido a um porco perdido. O rei está triste e proíbe que os animais passem pela cidade. Perto do ano 1200, Filipe Augusto atola na rua quando sai de seu palácio da Cite num dia chuvoso. Ele ordena que algumas ruas de Paris sejam pavimentadas. O senso crescente de organização e limpeza, que pode ser visto no espaço.[8]

Independente do período, os *códigos de posturas municipais* têm servido como instrumento de ordenação social e explicitam os olhares da elite sobre o que é e/ou deveria ser a cidade.

## 1.2. As cidades e o ordenamento social

Os estudos que se relacionam com o desenvolvimento urbano têm ganhado diferentes significados ocasionados pela nova história política que redimensiona o uso do tempo, priorizando análises mais alargadas de quaisquer temas.

Este texto é tributário da nova história política, particularmente dos estudos que, mais recentemente, são identificados pelo arcabouço teórico--metodológico que chamamos de culturas políticas.

Geralmente, atribuímos o início do atual debate sobre o conceito de cultura política à publicação do livro intitulado *The civic culture: political attitudes and democracy in five nations,* de Gabriel Almond e Sidney Verba na primeira metade da década de 1960. Na visão dos autores, "o termo cultura política refere-se às orientações especificamente políticas, às atitudes com respeito ao sistema político, suas diversas partes e o papel dos cidadãos na vida pública".[9] Os autores estabelecem um certo determinismo cultural, identificando cultura e estrutura política ao extremo. Em geral, para eles, culturas paroquiais, súditas ou participantes seriam mais compatíveis com estruturas políticas tradicionais, autoritárias ou democráticas.[10]

A partir dessa obra clássica, os pesquisadores que se seguiram valorizaram mais a diversidade da tessitura social, os diferentes grupos existentes na sociedade e contribuíram para o aprimoramento do conceito de cultura política. Hoje, consideram-se culturas políticas o conjunto de comporta-

---

[8] LE GOFF, Jacques. **Por amor às cidades**: conversações com Jean Lebrun. São Paulo: Editora Unesp, 2002, p. 113-114.

[9] ALMOND; VERBA. **The civic culture: political attitudes and democracy in five nations**, Princeton: Princeton Press, 1989, p.12.

[10] *Idem.*, p.20.

mentos, crenças, símbolos, práticas e representações predominantes em determinado grupo social num dado momento histórico.[11] Considerando culturas políticas dessa perspectiva mais ampla, acreditamos que o cotidiano nas cidades em desenvolvimento, a dialética entre os hábitos de uma população "não civilizada" que, aos poucos, iam tomando as ruas das cidades e a tentativa de controle social da elite foram influenciadas pelas concepções políticas compartilhadas pelas camadas mais abastadas.

No momento em que a elite brasileira desfrutava dos prazeres e privilégios que advinham do café, através de um estilo parisiense que chegou ao Brasil por meio da circulação de ideias que existia até então e contrastava com a realidade dos trópicos, essa elite gozava da beleza e da arquitetura europeia, reproduzidas nos teatros, bibliotecas e salões de festas, sempre servindo "os modos de viver, os valores, as instituições, os códigos, as modas daquelas que então eram vistas como as nações progressistas e civilizadas"[12], enquanto a grande massa populacional vivia em condições de extrema miséria e pobreza.

A proclamação da República em 1889 significou modificações na Constituição e, consequentemente, nas instituições brasileiras.[13] Contudo, para a grande parcela da população, o golpe militar não teria gerado grande significado, visto que o advento da república não teria tido participação civil.[14] Para José Murilo de Carvalho, a população teria assistido à transição de Império para República "bestializada", sem muito entender acerca do que estava acontecendo e com a percepção de que toda a agitação política nada mudaria em suas vidas.[15]

---

[11] Para estudos sobre a crise da história política, sua renovação e os debates acerca do termo culturas políticas ver DUTRA. **História e culturas políticas** – definições, usos e genealogias, pp. 13-28; BERSTEIN. **A cultura política**, pp. 349-364; RÉMOND. **Por uma História Política**; JULLIARD. **A política**; ROSANVALLON. **Por uma história conceitual do político** (nota de estudo).

[12] NEVES, Margarida de Souza. Os cenários da República: o Brasil na virada do século XIX para o XX. In: FERREIRA, Jorge & DELGADO, Lucília de Almeida Neves (Orgs.). **O Brasil Republicano**. V. 1. Rio de janeiro: Civilização Brasileira, 2003, p. 19-20.

[13] As instituições públicas brasileiras foram idealizadas com a chegada da família real portuguesa a partir de 1808. Vários são os trabalhos que tratam das mudanças e/ou continuidades das instituições brasileiras após a Proclamação da República. Citamos alguns trabalhos que nos ajudam a pensar os debates acerca do tema: VIEIRA, Diego Mota. Entre o ocaso do Império e a afirmação da República no Brasil: mudança institucional gradual e transformativa. Rev. Adm. Pública — Rio de Janeiro 48(3):531-550, maio/jun. 2014; NASCIMENTO, José Leonardo do. O desencanto republicano e a reinterpretação da Independência. Revista USP, [S. l.], v. 1, n. 133, p. 111-122, 2022. FERREIRA, Jorge; NEVES Lucília de Almeida, Delgado. O tempo do liberalismo oligárquico: da proclamação da República à Revolução de 1930, v. 1. Rio de Janeiro: Civilização Brasileira, 2018.

[14] OLIVEIRA, William Vaz de. **A assistência a alienados na cidade do Rio de Janeiro (1852-1930)**. Rio de Janeiro: Editora FIOCRUZ, 2017, p. 67.

[15] CARVALHO, José Murilo de. **Os bestializados**: o Rio de Janeiro e a República que não foi. 2 ed. São Paulo: Companhia das Letras, 2002.

Para Carvalho, a situação da população em nada havia melhorado. A população pobre, por sua vez, teria sido excluída da vida política e dos elementos de privilégios que garantiam o exercício da cidadania. William Vaz de Oliveira salienta que muitos que não tinham se encontrado no projeto republicano foram deixados à própria sorte, o povo se acumulou nos centros das cidades em um espaço urbano em expansão, inchado pelo grande contingente populacional que passava a absorver libertos, ex-escravos e imigrantes negros, sem direitos assegurados e com liberdade civil limitada. Muitos deles não tinham trabalho ou, quando muito, trabalhavam em atividades mal remuneradas.[16]

É a partir desse contexto que essa população, segundo Carvalho, "poderia ser comparada às classes perigosas ou potencialmente perigosas de que se falava na primeira metade do século XIX"[17]. Mas foi no advento da república que todas esses debates ganharam força e prestígio pela elite letrada brasileira.[18]

O ideal da "normatização pública" teve grande participação dos médicos, que, em suas instâncias de poder, produziam e idealizavam políticas de saúde que eram inseridas no planejamento urbano e rural de forma a combater sistematicamente as doenças e ter pleno domínio sobre o ordenamento do corpo social. O resultado dessas políticas públicas aparece na reclusão da classe de indesejados sociais em prisões, hospitais e asilos que, nesse modo, se coloca como uma lógica muito mais política, ligada ao controle e à ordem social, do que uma lógica médica e/ou científica.

É nesse ponto que se compreende que a loucura se confundia com o mundo dos criminosos: bêbados, desordenados e vadios são comportamentos criminalizados pelo Código Penal. Assim, a Psiquiatria, nesse momento, se incorpora na lógica da mentalidade que se disseminou no início da República: "para haver progresso, é necessário haver ordem pública".[19]

A ótica psiquiátrica, então, não se voltava para questões de tratamento ou identificação da loucura acerca do coletivo social, mas sim para o indivíduo. Essa perspectiva ganha luz, pois os organicistas acreditavam

---

[16] OLIVEIRA, William Vaz de, *op. cit.*, p. 68.
[17] CARVALHO, José Murilo de. Os bestializados... *op. cit.*, p. 18.
[18] Nesse ponto, vale salientar que ao mencionarmos os desprivilegiados como perigosos e/ou potencialmente perigosos fazemos referência a forma que a elite olhava e descrevia os sujeitos que não se adaptaram à modernidade e, por isso, eram vistos como responsáveis pela degradação da moral e bons costumes, impedindo o processo civilizador.
[19] OLIVEIRA, William Vaz de, *op. cit.*, p. 71.

que bastava retirar os indivíduos considerados perigosos da convivência social para a manutenção da saúde da sociedade. A "anormalidade" passou a ser ponto importante para a alienação dos indivíduos, uma vez que a imagem, pensando o físico também, refletia aspectos referentes à moral, bons costumes e civilização. Pessoas com cabelos desarrumados, assim como pessoas mal vestidas eram vistas como monstros, indivíduos mais propensos à loucura e/ou à criminalidade e precisavam ser dominados. Michel Foucault, em uma coletânea de textos publicados em 1975 na obra *Os anormais,* trata sobre o monstro numa perspectiva da Psiquiatria Criminal, mas que nos ajuda a compreender como a sociedade dos séculos XIX e XX fundamentou a alienação daqueles não afeitos aos papéis de modernidade:

> No país dos bichos-papões. - Passagem do monstro ao anormal. - Os três grandes monstros fundadores da psiquiatria criminal. - Poder médico e poder judiciário em torno da noção de ausência de interesse. - A institucionalização da psiquiatria como ramo especializado da higiene pública e domínio particular da proteção social. - Codificação da loucura como perigo social. – O crime sem razão e as provas de entronização da psiquiatria. - O caso Henriette Cornier. - A descoberta dos instintos.[20]

É nesse sentido que acreditamos que, para entender o desenvolvimento do pensamento organicista e eugênico da Medicina brasileira, é necessário conhecer aspectos culturais e/ou da mentalidade, que resultaram de teorias advindas do velho continente - a teoria da degenerescência de Morel bem como a eugênica de Galton, a teoria monomania de Esquirol, que muito bebeu dos ensinamentos de Pinel e a loucura moral de Pritchard. Tomadas em conjunto, as ideias desses autores passaram a ser o principal referencial teórico e metodológico da Psiquiatria brasileira na segunda metade dos novecentos e, com mais intensidade, nas primeiras décadas do século XX.

A palavra "eugenia" cunhada por Francis Galton, primo de Darwin, em 1883, significa a ciência do melhoramento biológico do tipo humano. Galton estava convencido de que a maioria das qualidades físicas, mentais e morais dos humanos era herdada; desse modo, o progresso humano dependeria de como essas qualidades seriam passadas para as gerações futuras – pensamento este que também estará presente nos ideais de Emil Kraepelin.

---

[20] Foucault, Michel. **Os anormais**: curso no Collège de France (1974-1975). São Paulo: Martins Fontes, 2001, p. 137.

> A partir desse momento, eugenia passou a indicar as pretensões galtonianas de desenvolver uma ciência genuína sobre a hereditariedade humana que pudesse, através de instrumentação matemática e biológica, identificar os melhores membros – como se fazia com cavalos, porcos, cães ou qualquer animal –, portadores das melhores características, e estimular a sua reprodução, bem como encontrar os que representavam características degenerativas e, da mesma forma, evitar que se reproduzissem.[21]

A higienização pública ou higienismo significou, por sua vez, um amplo período de mudanças individuais e coletivas de hábitos e práticas de higiene e de salubridade social, com a finalidade de prevenir doenças e gerar cooperação para o desenvolvimento de uma nação civilizada, sadia, trabalhadora e ordeira, sendo o Estado o principal provedor dessas políticas.[22]

Benedict-Augustin Morel nasceu na Áustria em 1809 e, quando já adulto, dedicou-se a entender os desvios da mente. Foi nesse contexto que, em 1857, o médico publicou seu livro *O Traité des Dégénérescences*. Na obra em questão, o autor discorreu sobre uma teoria relacionada à hereditariedade dos transtornos mentais, de forma que este ponto teria grande aceitação no pensamento psiquiátrico até o início do século XX. Assim, herdeiro de uma perspectiva católica muito forte, para ele, o homem teria sido criação divina perfeita e teria sido o pecado original responsável pela degeneração humana, de modo que tal aspecto consistiria na transmissão entre as gerações dos vícios e traços considerados mórbidos. À medida em que esses vícios e traços fossem transmitidos pelas gerações, seus efeitos tenderiam ao aumento de tal maneira que haveria uma desnaturalização daquela linhagem que, em algum momento, chegaria à extinção através da esterilidade. Por virtude desse pensamento, muitos projetos sociais de ideal higienistas foram implementados a fim de impedir a propagação de raças consideradas degeneradas.

Esquirol, por sua vez, detinha uma visão ampla e um grande grau de comprometimento com trabalhos clínicos e, a partir disso, consolidou alterações expressivas na Psiquiatria de sua época que prosseguiu e aprofundou o trabalho de Pinel. Esquirol, ainda que conservando a ideia de causas físicas e morais simultaneamente como essenciais para a deter-

---

[21] CONT, Valdeir Del. Francis Galton: eugenia e hereditariedade. **Scientiæ Studia**, São Paulo, v. 6, n. 2, p. 201-218, jun. de 2008, p. 202. Disponível em <https://doi.org/10.1590/S1678-31662008000200004>. Acesso em 31 de ago. de 2022.

[22] MOTA, André. **Quem é bom já nasce feito:** sanitarismo e eugenia no Brasil. Rio de Janeiro: DP&A, 2003.

minação de doenças mentais, conseguiu um avanço expressivo ao teorizar uma nova "sistematização nosográfica, a partir de uma análise fina e de uma diferenciação mais detalhada das síndromes psicopatológicas".[23] Para Esquirol, a monomania seria o agrupamento das perturbações mentais que de algum modo poderiam trazer prejuízos psíquicos parciais e conservaria perfeitamente outras funções do cérebro, ou seja, o delírio se manifestaria de forma parcial.

Já o francês Philippe Pinel, conhecido como pai da Psiquiatria, classificou a loucura enquanto consequência das emoções e paixões exageradas, e que seriam os loucos vítimas de uma espécie de desorganização das faculdades mentais superiores do sistema nervoso central, ou seja, das faculdades do intelecto. Foram esses pressupostos que deram uma "nova direção à psiquiatria do final do século XVIII e início do século XIX".[24]

Por fim, Pritchard introduziu, ainda na primeira metade do século XIX, concepções que trabalhavam com a teoria da insanidade moral, ou seja, o médico se referia aos sujeitos cuja moral ou princípios de conduta eram fortemente pervertidos ou detinham comportamentos ligados ao antissocial, como indivíduos propensos ou acometidos do fenômeno da loucura. Foi nesse sentido que "Pritchard, seguidor da escola ambientalista, foi o primeiro a atribuir a esta perturbação a influência do meio, propondo como meio de intervenção, na psicopatia".[25]

Dessa maneira, a higiene e a eugenia pretendiam chegar a um certo domínio total do homem, ainda que inserido no seu contexto particular/individual, ou/e, principalmente, no meio em que este indivíduo estaria inserido. Os escritos sobre a higiene eram diretos em relação aos domínios dos indivíduos e procuravam sistematizar em três partes as questões relacionadas ao campo de ação higiênico: higiene no meio, a higiene individual e a higiene pública.

Segundo o historiador André Mota, estudos sobre solo, água, ar e habitação seriam parte da higiene do meio. O foco da higiene individual seria o estudo da evolução humana e das prosperidades mensuráveis,

---

[23] PACHECO, Maria Vera Pompêo de Camargo. Esquirol e o surgimento da psiquiatria contemporânea. **Rev. Latinoam. Psicop. Fund**. ano VI, n. 2, 152-157, jun. de 2003, p. 154. Disponível em <https://www.scielo.br/j/rlpf/a/wdZ8NCsDnBst4Nq3jZjgBMb/?format=pdf&lang=pt>. Acesso em 31 de ago. de 2022.

[24] *Idem.*, p. 156.

[25] SOEIRO, Cristina; GONÇALVES, Rui Abrunhosa. O estado de arte do conceito de psicopatia. **Análise Psicológica**, ano XXVIII, n. 1, 227-240, 2010, p. 228. Disponível em <http://publicacoes.ispa.pt/index.php/ap/article/view/271/pdf>. Acesso em 31 de ago. de 2022.

conhecidas como biometria. Também estudaria problemas relacionados ao cuidado corporal e ao vestuário. A higiene coletiva considerava o estudo das populações por meio de características etnográficas (como a demografia e a descrição do povo) ou por meio de avaliação estatística. Nesse caso, também se incluíam os problemas sociais relacionados à eugenia (principalmente na puericultura, na luta contra doenças infecciosas e no alcoolismo).[26]

A alienação, como já mencionou Michel Foucault, estava vinculada à ideia de limpeza e disciplina do *corpus* social, mas estava ainda mais vinculada à ideia de "anormalidade"[27], ainda mais quando a República trouxe consigo o lema positivista "ordem e progresso". A forma como se desenhou a psiquiatria brasileira se deu então quando a medicina foi convocada para participar deste projeto de reordenamento do espaço urbano. Como já tratado, a história das cidades caminha lado a lado com o desenvolvimento dos *saberes psi*.

William Oliveira chamou atenção para o fato de que a elite intelectualizada temia a criminalidade que, segundo essa mesma elite, era gerada pelos grandes movimentos migratórios, pelo crescimento desgovernado das cidades, pelo contexto da abolição da escravidão, no qual temiam-se o caos urbano e o distanciamento aos padrões europeus, sobretudo os franceses. O debate sobre como livrar o novo Brasil e seus cidadãos da interação com indivíduos e/ou grupos inferiores cresceu e se encontrava no centro das instituições de poder aquisitivo ou intelectual.[28]

A elite política das cidades que se modernizavam, no período republicano, utilizou de instrumentos variados (legislação, imprensa e escolas) com caráter pedagógico para conseguir da população em geral comportamentos mais apropriados à civilização que ansiavam copiar dos grandes centros europeus. Isto é, a cultura política do grupo em questão incorporava elementos do Iluminismo, da industrialização e do progresso no que se referia ao aspecto das cidades e ao acesso aos bens de consumo que a modernização propiciava, entretanto, em termos de eleição e composição governamental mantinham o caráter conservador e paternalista.

Em busca do imaginário que cercou os novos habitantes das cidades em desenvolvimento, do que significava ser louco, de como esses homens e mulheres foram lidos a partir dos novos signos urbanos, recorremos a

---

[26] MOTA, André. *op. cit.*, p. 43.
[27] FOUCAULT, Michel. **O nascimento da clínica.** Rio de Janeiro: Forense Universitária, 2001.
[28] OLIVEIRA, William Vaz de Oliveira, *op. cit.*, p. 68.

um corpus documental composto por fontes ditas oficiais. Artigos, livros e Legislação (Código Penal e Posturas Municipais) são documentos cuja produção e a escritura dizem respeito à grupos privilegiados, por profissão e/ou instrução. É sobre esses grupos que essa pesquisa se debruça: os médicos, espíritas ou não, criadores de políticas, formas de identificação e combate à loucura, aqueles responsáveis por disciplinar, educar e, se necessário, punir. Na análise dos documentos foi preciso atentar-se aos detalhes, à subjetividade, às particularidades, aos elementos importantes do cotidiano da população.

É verdade que as cidades são elementos de análise histórica: "A história desenrola-se sempre nos lugares, no espaço. Tanto quanto às datas e aos tempos, o historiador deve estar atento a esta característica fundamental da História"[29].

Inúmeros livros e tratados já foram dedicados ao trabalho de se definir o que são as cidades. Entre esses livros temos aqueles que analisam o desenvolvimento de burgos e vilas para o *status* de cidade, bem como outros cuja teoria está enredada na possibilidade de que o termo ganha diferentes significados a depender do contexto histórico em que está inserido. A urbe, independente das concepções que a atravessam ao longo dos tempos, formou-se como um termo que sempre conduz perspectivas de possibilidades, de novidades, dos aglomerados em concomitância com novos padrões de sociabilidade em contraposição à ideia da dispersão e importância da vida privada da população camponesa. As cidades também são responsáveis pela existência, de forma organizada e burocrática, de um espaço plural, cuja arquitetura, poder e identidade convivem de maneira a caracterizar a promessa do possível, da inclusão e, ao mesmo tempo, da exclusão.

O espaço urbano é caracterizado aqui não como um território tomado pelo plantio e criações de animais, mas sim como um lugar plural que, até certo ponto, comporta diversos tipos de atividades de produção, muitas formas de trabalho e, sobretudo, com uma política jurídica autônoma com o objetivo de normalizar o cotidiano de seus indivíduos. Portanto, é nas ditas cidades que a vida moderna ganha forma, influenciada pelo tempo, contudo não o tempo do plantio e da colheita, ou o tempo das estações do ano, mas o tempo do relógio, da produção exigente e julgada pela comparação e, principalmente, das experiências do coletivo.

---

[29] LE GOFF, Jacques, **Por amor às cidades**..., *op. cit.* p. 201.

As cidades possuem um imaginário múltiplo que abarca o sonho da inclusão em um espaço também de exclusão, o medo do novo e o fascínio das muitas possibilidades, a organização jurídica e o perigo dos desentendimentos do convívio inerentes no social. É nessa perspectiva do imaginário que Le Goff fala da "utopia social urbana", que fora construída ainda no medievo: a cidade como "o lugar de coabitação harmoniosa entre as classes", sob o controle da ordem pública[30]. Todavia, a cidade é também um lugar de "desigual apropriação do espaço, de exposição da diferença e da desigualdade social"[31] como lembra Sandra Pesavento.

A melhor forma de visualizar a capacidade de ordenamento social do Estado, logo das elites abastadas, é no espaço urbano, uma vez que o poder político se mostra com clareza e organização acentuada para as questões da vida pública.

A expressão ordenamento social é aqui utilizada para caracterizar o Estado e os membros da elite, como sujeitos que disputam os espaços e o comando das urbes através do controle e da disciplina dos diversos corpos que se colocam nesse espaço. Assim, a construção é uma característica atrelada às cidades. Elas são constituídas de múltiplos espaços com diferentes significados, de modo que é possível comportar aqueles que querem viver de forma pública e também aqueles que valorizam o âmbito da vida privada. Entretanto, apesar das cidades comportarem a diversidade do vivenciar cotidiano, há ainda aqueles que não se adaptam a nenhum dos espaços, públicos ou privados, estabelecendo certa "desordem social" que deve e será combatida para a restauração da ordem pública. Portanto, as urbes são espaços sobrepostos de disputas pelo poder pela apropriação do espaço. Grupos competem pelo território e pelo controle das perspectivas ideais de vida, mas é do Estado que emana o projeto oficial de constituições das urbes expressas na legislação nacional e estadual, nos códigos de posturas municipais, na imprensa e nas instituições de educação formal.

Na leitura do Código Penal em vigor no início da Primeira República[32], dos artigos e periódicos publicados, é possível notar que os termos "modernidade", "modernização", "desenvolvimento" e "civilização" aparecem sempre com o mesmo sentido, sem qualquer diferenciação. Pode-se dizer

---

[30] LE GOFF, Jacques, **Por amor às cidades...**, *op. cit.*, p. 226.

[31] PESAVENTO, Sandra Jatahy. Crime, violência e sociabilidades urbanas: as fronteiras da ordem e da desordem no sul brasileiro no final do séc. XIX. **Estudos Ibero-Americanos**, v. 30, n. 2, 31 dez. 2004, p. 02.

[32] O advento da República traz a necessidade de romper os laços com o antigo sistema político brasileiro, a monarquia. Como forma de estabelecer as leis/normas da República, é promulgado um novo Código Penal em 1890.

que seus significados variavam entre o acesso aos bens de consumo e, até mesmo, hábitos tidos como civilizados (que incluíam etiqueta à mesa, ao andar, ao vestir, artigos contrários à bebida e ao jogo), bem como a valorização do trabalho e da disciplina. Em linhas gerais, o que se entendia como modernidade estava muito presente no cotidiano da população, definida como ideal de desenvolvimento e de civilidade almejado. É nesse sentido que José Murilo de Carvalho afirma:

> na época em que nos ocupamos, moderno, modernidade, modernização significava muita coisa. Eram as novidades tecnológicas: a estrada de ferro, a eletricidade, o telégrafo, o telefone, o gramofone, o cinema, o automóvel, o avião; eram as instituições científicas: Manguinhos, Butantã, a Escola de Minas, as escolas de Medicina e Engenharia; eram as novas idéias, o materialismo, o positivismo, o evolucionismo, o darwinismo social, o livre cambismo, o secularismo, o republicanismo; era a indústria, a imigração européia, o branco; era a última moda feminina de Paris, a última moda masculina de Londres, a língua e a literatura francesas, o dândi, o *flâuner*; e era também o norte-americanismo, o pragmatismo, o espírito de negócio, o esporte, a educação física. Antigo, tradicional, atrasado, era o português, o colonial, o católico, o monárquico; era o índio, o preto, o sertanejo; era o bacharel, o jurista, o padre, o pai-de-santo; era o centralismo político, o parlamentarismo, o protecionismo, o espiritualismo, o ecletismo filosófico.[33]

O advento da modernidade fora descrito por Eric Hobsbawm como um momento histórico pautado pela dicotomia, de um lado temos as cidades e do outro o campo, na presença da civilização há também a existência da barbárie, o desenvolvimento das indústrias ocorrem junto a continuidade e necessidade da agricultura.

Assim, na passagem do século XVIII e durante todo o XIX, uma série de processos revolucionários conduzidos por uma nova ordem burguesa transformou as relações de sociabilidades no Ocidente, até então estabelecidas, e acabou por dar início a uma era na qual as antigas certezas – a fé, o direito divino do poder dos reis, a tradição, os privilégios dos nobres e do clero, a salvação – deram lugar ao novo, ao efêmero, a mudanças contínuas que representavam um mundo de oportunidades, ao mesmo tempo fascinante, instigador, incerto e inseguro.

---

[33] CARVALHO, José Murilo. **Pontos e bordados**: escritos de história e política. Belo Horizonte: UFMG, 1998, p. 119-120.

A modernidade avançava de forma triunfante e sob a promessa de uma realidade à qual não cabia um mundo desprovido do conforto que os novos bens de consumo e que a urbanização poderiam proporcionar. As elites burguesas detentoras do poder econômico, seja sob qual bandeira estivessem, aderiram de pronto às exigências e às benesses da modernização, já que esta lança todos "no drama do progresso, a palavra chave da época: maciço, iluminado, seguro de si mesmo, satisfeito, mas acima de tudo, inevitável".[34]

A "prosperidade" é um aspecto intrínseco à modernidade. O desenvolvimento industrial burguês e a expansão capitalista, a urbanização e o ordenamento social, bem como o acúmulo de capital e a disseminação do acesso aos bens de consumo foram muito relacionados a essa expressão. Nesse momento, a bonança burguesa advinda do avanço industrial das revoluções provocava entusiasmo em relação à melhoria das condições de vida e ao enriquecimento individual.

Filhos de uma conceitualização ocidentalizada, o termo *modernidade* foi utilizado por Baudelaire para destacar a descontinuidade do tempo, o sentimento de ruptura com os signos dos costumes, da arte, da moda, ou seja, da realidade que atravessou a segunda metade do século XIX.[35]

Iluminação, calçamentos das ruas, bordéis, teatros, bailes e até mesmo o hábito apressado das pessoas que pareciam não ter mais tempo foram elementos da modernidade, da novidade que transformou a sociedade e causou certo espasmo diante da recém realidade. Nesse sentido, cada país ocidental conheceu o fenômeno em seu próprio tempo. Cada país conheceu o início da modernidade em marcos cronológicos não idênticos. O Brasil também teve suas peculiaridades.[36] Mesmo assim, uma vez na modernidade, sempre nela.

---

[34] HOBSBAWM, Eric. A Era do Capital. Rio de Janeiro: Paz e Terra, 1979, p. 24.

[35] BAUDELAIRE, Charles. **Sobre a modernidade**. Rio de Janeiro: Paz e Terra, 1996.

[36] Há estudos, difundidos na forma de artigos, dissertações de mestrado e relatórios de pesquisa que ao se dedicarem a estudar o fenômeno da modernidade no Brasil, dimensionaram o debate em torno dos elementos da civilização, urbanização, construção do novo e belle époque até a década de 1970, contudo respeitando as particularidades das regiões estudadas. Para trabalhos que propõe outra periodização para estudos da modernidade brasileira ver: DOURADO, Guilherme Onofre Mazza. Belle époque dos jardins: da França ao Brasil do século XIX e início do XX. Tese (Doutorado). São Carlos, 2008; CARDOSO JUNIOR. História, cotidiano popular e política: Montes Claros entre 1930 e 1964, 2005. MARTINS, Marcelo Thadeu Quintanilha. A Civilização do Delegado: modernidade, polícia e sociedade em São Paulo nas primeiras décadas da República, 1889-1930. Tese (Doutorado). São Paulo, 2012. QUINO, Mauricio de. Modernidade republicana e diocesanização do catolicismo no Brasil: as relações entre Estado e Igreja na Primeira República (1889-1930). Revista Brasileira de História. São Paulo, v. 32, nº 63, p. 143-170 – 2012. NASCIMENTO, Mara Regina do; TORRESINI, Elizabeth W.R. (Orgs.). Modernização e urbanização no Brasil. Porto Alegre: EDIPUCRS, 1998.

O processo de educação dos corpos e das mentes daqueles que se encontravam à margem do que era tido como normal, bem como de todos os outros indivíduos inseridos na sociedade moderna pautada sob os gostos de uma elite econômica e intelectual, conforme já foi enfatizado, passava pela imprensa, escola e, o mais importante, pela legislação, ou seja, consequentemente pela punição.

Evidentemente, a tarefa de educar para civilizar foi tomada pela elite econômica e não pelos sujeitos comuns das cidades em geral. Essas mudanças feitas no cenário geral do Brasil, foi tida como um direito e um dever que lhes cabia. E, ao fazê-lo, tentaram imprimir, no conjunto da sociedade, um modelo de cidade que queriam habitar. No entanto, a população menos privilegiada tinha dificuldades de se integrar "naqueles hábitos novos e refinados" [...], "aqueles que pareciam tirados de um mundo que não existe...". E o que era mais assustador: o mundo que "não existe" havia ganhado forma nas películas do cinema: que gente estranha era aquela que se sentava para apreciar coisas que, na verdade, não existiam? É certo que, muitas vezes, para fazer valer seus objetivos, a elite política brasileira da época empregava violência institucionalizada.[37]

O estranhamento vivenciado pelas classes menos abastadas era natural. Indivíduos acostumados com um mundo rural, um mundo cujo relógio não ditava as regras de sociabilidade se viram diante de novos papeis sociais que deveriam ser desempenhados em virtude do desenvolvimento urbano, desenvolvimento este que chegou junto à família real em 1808, teve sua continuidade durante todo período monárquico e se afirmou com a Proclamação da República em 1889.

Os homens, em especial os citadinos, passaram, com a República e a modernização, a responder por "cidadão", "individuo", "pessoa pública", "pedestre", "motorista", [...] personagens que viam surgir diante de si, não sem espanto ou desconforto, o desafio de novos papéis sociais".[38]

Novas formas de sociabilidades, com o advento da República, impactaram a interação bem como a subjetividade de pertencimento de cidadãos que, nas cidades, se viram muito mais próximos uns dos outros. Essas novas formas de sociabilidade acabaram por exigir regras de comportamentos de

---

[37] DOIN, et al. José Evaldo de Mello et al. A Belle Époque caipira: problematizações e oportunidades interpretativas da modernidade e urbanização no Mundo do Café (1852-1930) - a proposta do Cemumc. **Revista Brasileira de História**. Associação Nacional de História - ANPUH, v. 27, n. 53, p. 91-122, 2007, p. 05. Disponível em: <http://hdl.handle.net/11449/28433>. Acesso em 15 de junho de 2022.

[38] O' DONELL, Júlia. **De olho na rua:** a cidade de João do rio. Rio de Janeiro: Zahar, 2008, p.16-17.

civilidade então estranhas à população em geral. É nesse sentido que a educação para o coletivo fora imposta à civilização no Brasil. O educar dentro da nova realidade republicana e urbana passou por vários elementos, afinal não se forma indivíduos apenas nas escolas. A disciplina dos corpos passou também a ser aspecto importante para a Medicina, através da alienação mental e, por fim, a Psiquiatria.

Parte da disciplinarização dos corpos pela Medicina ocorreu por meio da higienização, por exemplo. Conhecimentos médicos opinaram, concomitantemente com a racionalização de determinada concepção de modernização, a tônica do ordenamento social do Estado, com a finalidade de controlar o corpo e os hábitos daqueles desprivilegiados de toda ordem nos espaços privados e, principalmente, nos ambientes tidos como públicos. Educar para disciplinar os corpos é, no entanto, uma preocupação antiga.

"As teorias raciais importadas da Europa se apresentavam, neste sentido, como modelo teórico ideal para justificar o complexo jogo de interesses que se montava no país".[39] Era necessário e urgente, portanto, estabelecer aspectos e critérios diferenciados de cidadania.[40]

As teorias raciais evolucionistas, bem como aquelas oriundas do social-darwinismo, passaram a ser os modelos consumidos pelos intelectuais brasileiros de modo que ganham força como um argumento novo e importante para explicar a desigualdade social. A historiadora e antropóloga Lilia Schwarcz enfatiza que ao adotar uma espécie de "imperialismo interno", o Brasil passou de ser um objeto a ser um sujeito de explicações, ao mesmo tempo em que as diferenças sociais em relação às diferenças raciais começaram a se manifestar. Os mesmos modelos que justificavam o atraso do Brasil em relação ao mundo ocidental agora justificavam novas formas de desigualdade. A partir de então, negros, africanos, trabalhadores, escravos e ex-escravos se tornaram "classes perigosas" e, nas palavras de Silvio Romero, "objetos de sciencia". A ciência foi a primeira a identificar diferenças e distinguir desigualdades.[41]

Os considerados médicos profissionais vinculados às instituições de saber tentaram desde o início do século XIX se distanciar dos sujeitos que praticavam a chamada Medicina popular. Durante o período colonial

---

[39] WEYLER, Audrey Rossi. A Loucura e a República no Brasil: a Influência das Teorias Raciais. **Psicologia USP**, 17(1), 17-34, 2006, p. 19.
[40] SCHWARCZ, Lilia Moritz. **O Espetáculo das Raças** – cientistas, instituições e questão racial no Brasil 1870-1930. 6 ed. São Paulo: Companhia das Letras, 2005.
[41] *Idem.*, p. 28.

brasileiro existiam poucos médicos, o que obrigava a população a procurar respostas para cura de diversos tipos de doenças em sangradores, parteiras, curandeiros, sendo estes subordinados à licença da Fisicatura-mor – órgão que era responsável pela regulamentação e autorização do exercício das 'artes de cura' ou atividades médicas na colônia portuguesa. [42]

Somente com a chegada da Corte Portuguesa em 1808 ao Brasil é que se impõe a necessidade de uma maior profissionalização da 'arte de curar', uma vez que seria necessário atendimento médico aos seus membros reais. Esse fato se efetivou com a criação, ainda em 1808, das Escolas de Medicina e Cirurgia no Rio de Janeiro e na Bahia. Mesmo que, como comenta a historiadora Betânia Figueiredo, a fundação destas instituições de ensino em nada mudou as práticas médicas populares, nesse momento o que se coloca no Brasil é a necessidade de profissionalização dos saberes médicos, ainda que seja feito de maneira superficial. Além disso, a Fisicatura-mor continuou mesmo depois do Brasil ter deixado o *status* de colônia em 1815, expedindo licenças para o exercício de práticos populares e não acadêmicos.[43]

Foi no final da década de 1820 que ocorreu a fundação da Sociedade de Medicina do Rio de Janeiro, de tal forma que significou o princípio de uma restrição mais acirrada da dita Medicina popular, já que o ano de 1828 foi marcado pela extinção da Fisicatura-mor. A década que se segue é destacada pela transformação das academias de formação em escolas ou faculdades que ensinavam a profissão da Medicina, Farmácia e até mesmo de Parteiros. Conforme essas titulações foram aumentando, percebe-se que o exercício da Medicina é condicionado às pessoas que possuíssem formação acadêmica.

Foi no combate à epidemia de febre amarela que assolou o Rio de Janeiro já na segunda metade do século que a Medicina se firmou enquanto ciência importante para a organização social. Nesse momento, foi dado à Medicina acadêmica o aval do Estado para que os médicos pudessem tomar atitudes em relação ao remanejamento urbano, bem como medidas de saneamento por meio do deslocamento da população que era considerada detentora de hábitos nocivos à saúde. Nesta época, os sujeitos são invadidos no seu particular e as moradias populares são penetradas pelos médicos com medidas sanitaristas e higienistas.

---

[42] PIMENTA, Tânia Salgado. Entre sangradores e doutores: práticas e formação médica na primeira metade do século XIX. **Caderno CEDES**, Campinas, v. 23, n. 59, abr. 2003.

[43] FIGUEIREDO, Betânia. Barbeiros e cirurgiões: atuações dos práticos ao longo do século XIX. **Revista Manguinhos: História, Ciência, Saúde**, Rio de Janeiro, v. 2, n. 6, p. 277-291, jul-out. 1999.

A partir da década de 1870, percebe-se uma guinada nos rumos da profissionalização da Medicina com novos cursos e interesses. Era um contexto de epidemias e afluxos de aleijados e de doentes decorrentes da Guerra do Paraguai (1864-1870). Tais acontecimentos incentivaram o aparecimento das revistas médicas, que além de tratar de questões relacionadas à prática, dissertavam sobre o que era o profissional, definindo o perfil do médico.[44] Há uma maior valorização do profissional, que passa a ter uma postura específica. Tal aspecto se enquadra no movimento civilizatório em relação às profissões no século XIX, as quais deveriam delimitar formas de como proceder ao conjunto de posturas na vida social e, principalmente, através das definições mais precisas sobre suas funções. Em 1882, com a Reforma Sabóia - implementada inicialmente na Faculdade de Medicina do Rio de Janeiro – a Medicina científica passa a ser o paradigma das faculdades, em contraposição à Medicina e práticas curativas populares. Finalmente, em 1890, concretiza-se, através do Código Penal, a proibição das práticas alternativas de cura sob a alegação de causarem danos à saúde pública.

Foi no sentido da higienização pública que muitos indivíduos foram internados em diferentes instituições de recolhimento. Comportamentos, como o uso exagerado do álcool, não foram, por muito tempo, tolerados e abriram margem para classificar pessoas como loucas. O professor e doutor da Faculdade de Medicina do Rio de Janeiro, Antônio Austregésilo, em artigo publicado em 1909 através do periódico *Archivos Brasileiros de Psyquitraia, Neurologia e Medicina Legal (RJ)* da instituição que lecionava, descreve um dos casos que teve acesso enquanto médico:

> Obs. I – Domingos P. V. B. M. S. de G., branco, 22 anos, antural do Estado do Rio, solteiro. O paciente refere que tem dois pais e duas mães por isso é que possui um nome tão extenso. Pais vivos e fortes. Tem 5 irmãos – 3 homens e 2 mulheres. Hábitos ananisticos e alcoólicos moderados. Sempre irritável, vivia em luta com a família. Como não tivesse dinheiro, diz o paciente, veio ao Rio a pé. A viagem durou 25 dias. Começou a notar que quanto mais crescia a sua barba mais se parecia com Critso. Convencido do seu papel de redentor, resolveu ensinar aos povos todos os preceitos do bem. Chegado ao Rio, foi preso pela polícia porque vagava pelas ruas, e enviado depois para o Hospício.[45]

---

[44] SCHWARCZ, Lilia Moritz. *op. cit.* p. 221.

[45] AUSTREGÉSILO, Antônio. Psychoses Infectuosas. **Archivos Brasileiros de Psyquitraia, Neurologia e Medicina Legal (RJ)**, anno V, n. 3 e 4, Rio de Janeiro, 1909, p. 286.

No mesmo número do periódico, outros dois médicos do *Hospital de Las Mercedes de Buenos Aires*, se dedicam, em artigo intitulado "Psycosis Alcoholicas", a descrever os problemas da loucura atrelados ao uso do álcool. Para eles, o problema do alcoolismo é um dos mais complexos e sérios que se apresentavam naquela época.

> Ele (álcool) compreende as finanças dos Estados, a higiene das sociedades, a liberdade do comércio e de indústrias; está ligado a práticas antigas [...] chega aos povos, um consumo cada vez maior e mais variado de álcool, que exerce sobre os indivíduos e coletividade uma influência nefasta que atualmente constitui um perigoso caso universal.[46]

Esses são discursos que mostram comportamentos que não são ideais para essa sociedade que via a disciplina como aspecto fundamental do ideal de progresso daquele contexto. Uso de bebidas alcoólicas bem como vagar pela cidade sem destino eram motivos para internações e tratamento desses indivíduos enquanto enquadrados na categoria de loucos.

Segundo Foucault, o discurso[47] médico sobre a loucura está atrelado com a mentalidade de verdade ou verdades de uma época, ou seja, a loucura varia de acordo com a época na qual o indivíduo está inserido. Foi nesse sentido, que os ditos "loucos" passaram a sofrer pelo enclausuramento a partir do século XVII, sendo banidos da vida pública, já que os comportamentos inadequados ao período eram lidos como uma prática criminal.[48] Ainda no século XVIII, a loucura era entendida como todas as ações e/ou características anormais e de degeneração do corpo social. Eram considerados loucos os desocupados, mendigos, homossexuais, bêbados, desprivilegiados de toda ordem e tudo aquilo que se desviava da "normalidade".

O século XVIII estabeleceu o universo da loucura dentro de uma lógica de "doença"; criou-se, então, a ideia de existência de um "homem normal" em oposição à um homem deteriorado pela doença - o louco – alguém distante da condição normal.[49] Assim, os médicos enquanto "homens normais" dentro dessa concepção executavam suas funções no espaço da loucura, e mais que isso, eram eles que ditavam as regras e organizavam as maneiras de tratamento.

---

[46] JONES, A.; MORIXE, F. F. Psychoses Alcoholicas. **Archivos Brasileiros de Psyquitraia, Neurologia e Medicina Legal (RJ)**, anno V, n. 3 e 4, Rio de Janeiro, 1909, p. 307.

[47] FOUCAULT, Michel. **Arqueologia do Saber**. 2 ed. Rio de Janeiro: Forense Universitária, 1986.

[48] Idem. **A História da Loucura na Idade Clássica**. São Paulo: Editora Perspectiva, 2019.

[49] Idem. **O nascimento da clínica**. Rio de Janeiro: Forense Universitária, 2001.

A despeito de aproximar a loucura à crime e/ou à doença, o destino dos loucos foram muitos ao longo da história. No século XV, é possível encontrar, por vezes, certa tolerância com os loucos em meio a sociedade europeia. Aos loucos abastados coube, também, a tolerância, enquanto aos desprivilegiados de toda ordem, depravados da alma e da moral, cabiam o enclausuramento em navios, o que Foucault chama simbolicamente como Nau dos Loucos.[50]

Ainda para Foucault, houve um processo de mudança com o advento da Renascença. Na Idade Média, os loucos pertenciam ao espaço social, uma vez que a loucura estava atrelada à experiência trágica do comportamento que a conectava com aspectos da extravagância, uma característica que dava ao louco um lugar da revelação. Contudo, na Renascença, o louco "é reconhecido de outro modo; reagrupado, de certa forma, segundo uma nova unidade específica, delimitado por uma prática sem dúvida ambígua que o isola do mundo sem lhe atribuir um estatuto exatamente médico"[51].

Contudo, pode-se encontrar regiões que recolhiam e tratavam de seus loucos ou os trancafiavam nas prisões. Outra forma de lidar com a loucura era também a contribuição/doação feita em favor da manutenção do assistencialismo aos alienados:

> Nessa situação, por exemplo, encontrava-se a cidade de Caen onde foi construída uma Torre dos Loucos, utilizada para o seu encarceramento. Também em Paris, no Hotel-Dieu, os loucos eram recolhidos em dormitórios, antes mesmo de serem reservados estabelecimentos especiais destinados exclusivamente para sua internação. Existiriam ainda cidades que recebiam os loucos enviados de outras regiões e que acabaram se tornando centros de peregrinação, para onde esses convergiam de vários pontos da Europa em busca de uma cura milagrosa. Seria esse, por exemplo, o caso da cidade de Gheel[52] – que séculos mais tarde influenciaria os psiquiatras europeus e brasileiros na reformulação de suas práticas asilares – para onde os loucos afluíam em busca da sanidade.[53]

---

[50] Nau dos Loucos eram embarcações que, na literatura europeia de século XV e XVI, transportavam os insanos em uma viagem pelos mares, em meio a uma crença de que a alma seria purificada a partir das águas.

[51] FOUCAULT, Michel, **História da loucura na Idade Clássica...**, *op. cit.*, p. 121.

[52] Sobre uma descrição da forma de tratamento de alienados realizada na cidade de Gheel, no séc. XIX, e sua influência na criação das colônias de alienados no Brasil ver: Amarante, P. D. C., 1982. Psiquiatria Social e Colônia de Alienados no Brasil. Dissertação de Mestrado, Rio de Janeiro: Instituto de Medicina Social. UERJ. Principalmente o cap. 7.

[53] JABERT, Alexander. **Da Nau dos loucos ao trem de doido:** As formas de administração da loucura na Primeira República – o caso do estado do Espírito Santo. Dissertação (Mestrado). Rio de Janeiro, 2001, p.7.

Nesse sentido, havia cidades que mantiveram instituições responsáveis pelos loucos, seja para algum tipo de tratamento ou simplesmente para abrigo. Foucault ainda afirma que cidades que não tinham tais instituições optaram pelo "escorraçamento", forma mais simples e menos cara de se livrarem de seus moradores incômodos.[54] Outra forma de resolver o problema foi o tráfico de alienados por meio de navegadores e mercadores que transportavam a responsabilidade sobre os insanos de uma cidade a outra, por vez com uma melhor capacidade de atendimento.[55]

Com o passar do tempo, as cidades que constituíram instituições de alienação tornaram-se espaços de peregrinação, locais nos quais as pessoas eram abandonadas e/ou deixadas com esperança de tratamento. De todo modo, as cidades de origem dos loucos já não precisavam mais lidar com o problema ou, o que geralmente ocorria, mantê-los nas prisões. Assim, a "nau dos loucos" foi importante para a regulamentação sobre o destino dos indesejados urbanos na Europa dos séculos XV e XVI.[56] "É possível que essas naus de loucos, que assombraram a imaginação de toda a primeira parte da Renascença, tenham sido naus de peregrinação, navios altamente simbólicos de insanos em busca da razão".[57]

Em 1530, o texto *A cidade pueril* foi utilizado de maneira ampla nas instituições de ensino e se seguiu assim nas décadas posteriores, somado, obviamente, a outros textos. Mudanças foram feitas ao texto de maneira que fosse adequado à disciplina dos corpos e aos preceitos e concepções da época histórica. Segundo a obra citada, o

> [...] comportamento das pessoas em sociedade é, acima de tudo, embora não exclusivamente, do decoro corporal. A postura, os gestos, o vestuário, as expressões raciais, este comportamento externo de que cuida o tratado é a manifestação do homem interior por inteiro.[58]

*Qual o lugar do corpo na educação: notas sobre conhecimento, processos cognitivos e currículo* é um artigo cuja autora trata de instruções para a edu-

---

[54] FOUCAULT, Michel, **História da loucura na Idade Clássica**..., *op. cit.*, *passim*.
[55] JABERT, Alexander, **Da Nau dos loucos ao trem de doido...**, *op. cit.*, 2001, *passim*.
[56] Idem, *passim*..
[57] FOUCAULT. Michel. **A História da Loucura na Idade Clássica**. São Paulo: Editora Perspectiva, 2019, p.10.
[58] ELIAS, Norbet. **O processo civilizador**: uma história dos costumes. 2 ed. Vol. 1. Rio de Janeiro: Jorge Zahar Editor, 1996, p.69.

cação do corpo durante o período renascentista até o Iluminismo, ocasião em que modernidade e higienização marcaram as concepções de educação corporal: era preciso ordenar a sociedade educando os corpos para o trabalho e para a civilização. [59]

Com o pensamento iluminista, Odila Waldrich salienta que o corpo é visto como a principal via para o prazer individual e a aprovação social, mas também é visto como a fonte de desassossegos e preocupações. Os indivíduos constroem sua autoimagem com base na capacidade de racionalizar, atribuindo ao corpo um papel secundário em um processo de constituição de indivíduos cindidos em corpo e mente, exterior e interior.[60]

Ordenar a sociedade significa também controlar *os corpos sociais*, afinal, com a modernidade, "a sofisticação das técnicas disciplinares que atuam sobre a corporalidade indica o desenvolvimento de novos modos de controle da pessoa e novas e sérias repercussões para as relações sociais".[61]

A raiz da doença mental não é a alienação, mas a discriminação histórica entre normal e patológico, o que constrói as formas da alienação. Assim, as concepções que deram origem ao surgimento moderno das instituições de exclusão adviram dessas formas históricas que traçaram a linha tênue entre o mundo normal e o mundo deteriorado socialmente.

A prática secular da alienação foi reapresentada com nova roupagem no Brasil da segunda metade do século XIX e início do século XX.

A historiografia aponta a década de 1830 como marco inicial dos debates sobre a loucura. Antes disso, o mundo que cabia aos pretensos loucos era o universo da vagabundagem e marginalização. Explica-se quando não encontrados vagando pelas ruas dos grandes centros urbanos, em ascensão na época, aos loucos cabia a prisão, uma vez que estes eram acusados de perturbação da ordem pública, desrespeitando os importantes códigos de postura municipal da época.

---

[59] NOBREGA, Terezinha Petrucia da. Qual o lugar do corpo na educação: notas sobre conhecimento, processos cognitivos e currículo. **Educ. Soc.**, Campinas, vol. 26, n. 91, p. 599-615, Maio/Ago. 2005, p.600.

[60] WALDRICH, Odila Maria. **Educação e saúde como práticas articuladas de cuidado do corpo**: o desafio profissional da enfermagem. Dissertação (Mestrado). Lages, 2011, p. 23.

[61] PINTO, Rubia-Mar Nunes. A educação do corpo e o processo civilizatório: a formação de "estátuas pensantes". **Conexões**, Campinas, SP, v. 2, n. 2, p. 18–41, 2007, p. 39. Disponível em: <https://periodicos.sbu.unicamp.br/ojs/index.php/conexoes/article/view/8637914>. Acesso em: 8 de jun. 2022.

Assim, a partir da década de 1830, registra-se no discurso médico brasileiro as primeiras reivindicações de espaço próprio para tratar a loucura. Uma assistência médica com políticas específicas, políticas estas que deram origem à maciça abordagem de alienação dos médicos e profissionais de saúde sobre o problema da doença mental no período.

# CAPÍTULO 2

## A INSTITUCIONALIZAÇÃO DA LOUCURA: LOUCO E INDESEJADO

> A vereança de Itaguaí, entre outros pecados de que é arguida pelos cronistas, tinha o de não fazer caso dos dementes. Assim é que cada louco furioso era trancado em uma alcova, na própria casa, e, não curado, mas descurado, até que a morte vinha defraudar do benefício da vida; os mansos andavam à solta pela rua. Simão Bacamarte entendeu desde logo reformar tão ruim costume; pediu licença a Câmara para agasalhar e tratar no edifício que ir construir todos os loucos de Itaguaí e das demais vilas e cidades [...][1]

Dr. Simão Bacamarte era um respeitado médico que tinha boa fama em Portugal, Espanha e no Brasil. Era casado com a já viúva D. Evarista, quem ele julgava ser uma boa mulher para gerar bons filhos. Dr. Simão acabou se dedicando, então, aos estudos da mente e a Psiquiatria. Ele se mudou para a cidade de Itaguaí, Rio de Janeiro, onde pediu autorização do Governo para abrir uma clínica feita para estudar a loucura e as doenças da mente. A instituição foi batizada de Casa Verde, e todos aqueles que o alienista julgava ser louco mandava internar. No início ele internava pessoas que realmente pareciam acometidas da loucura. Contudo, com o passar do tempo, as internações começaram a ocorrer de maneira superficial, de modo que o médico passou a internar pessoas consideradas sãs, como Costa, um rapaz que havia recebido uma herança com a qual daria para viver até o fim da vida, mas gastou tudo em empréstimos aos outros e acabou na miséria. Nem D. Evarista escapou, foi internada por não conseguir decidir que roupa vestir para uma festa. Quando mais da metade da população da cidade estava internada, Dr. Simão viu que havia algo de errado com seu critério e decidiu revê-lo: se a maioria seguia um desvio de padrão, quem tinha regularidade em suas ações e firmeza de caráter deveriam ser os verdadeiros loucos. Assim, ele decidiu prender a minoria aparentemente sã. No final da obra,

---
[1] ASSIS, Machado de. **O Alienista**. *In*: Obra Completa. Vol. II, Conto e Teatro. Organizada por Afrânio Coutinho, 4ª edição, ilustrada. Rio de Janeiro: Nova Aguilar, 1979, p. 253.

acreditando que, na verdade, ninguém possuía mesmo desvio de caráter, sua desconfiança voltou-se para si mesmo. Dr. Simão, então, internou-se e ficou sozinho na Casa Verde falecendo dezessete meses depois.

A história anteriormente contada de maneira parcial refere-se ao conto "O Alienista" escrito por Machado de Assis e publicado em 1882. A trama narra a história do médico Dr. Simão Bacamarte que, após visitar a sua terra natal, Portugal, volta para o Brasil e inaugura um local para tratamento dos loucos da região de Itaguaí. O conto revela o drama das teorizações dos médicos do século XIX e início do XX acerca dos males da mente, bem como da estigmatização do louco.

Nesse período, a maioria das cidades brasileiras em desenvolvimento urbano passavam pela higienização e pelo ordenamento social. Em nome da civilização, várias medidas foram tomadas através dos códigos de posturas municipais, a fim de limpar as cidades dos indesejáveis, estes que se constituíam numa classe nomeada como "loucos". Tal classe comportava andarilhos, prostitutas, bêbados, velhos abandonados, imigrantes sem emprego e desprivilegiados de toda ordem.

Assim, o surgimento das instituições de tratamento mental se deu a partir da iniciativa de médicos organicistas em almejar ao poder público um lugar para os loucos que se encontravam à mercê da própria sorte. Em vez de celas dos hospitais gerais e tratamentos, quando feitos, sem especificações, os médicos passaram a advogar por entidades onde os loucos pudessem ser atendidos segundo um tratamento especializado, ainda que tangenciasse o universo da moralidade. Isto é, nesse momento o que se exigia era que os loucos, enquanto indivíduos com patologias mentais, fossem tratados a partir de uma ordem médica específica.[2]

A exigência de Simão Bacamarte, médico alienista, para criação de uma instituição cujo objetivo seria o tratamento dos loucos do Império, traz à tona uma percepção social comum do final dos oitocentos e início dos novecentos e amplamente corroborada pela historiografia tradicional: as regras de internação nas ditas entidades de alienação foram superficiais e atendiam às percepções que os próprios médicos tinham sobre o que era a normalidade ou a anormalidade. Muitas dessas regras se referem ao descumprimento dos papéis que cada indivíduo tinha em uma sociedade civilizada.

---

[2] COSTA, Jurandir Freire. **História da Psiquiatria no Brasil**. Um corte ideológico. 2 ed. Rio de Janeiro: Documentário, 1976, p. 33-34.

Um desses casos de descumprimento dos papéis sociais de cada indivíduo é tratado por Magali Gouveia Engel em sua clássica obra *"Os delírios da razão: médicos, loucos e hospitais (Rio de Janeiro, 1830-1930)"*. Dentre os diversos casos analisados pela historiadora, encontramos o caso de uma paciente do *Hospital Nacional de Alienados* cuja doença mental se manifestava em seus desejos carnais. Para os preceitos da época, uma mulher deveria, de todo modo, amar incondicionalmente seu marido, sem que tenha espaço para olhar ou pensar em outros homens. Não é este o caso.

> Casou-se sem amor por seu marido, que considera como pai ou tutor, tendo-lhe respeito; conheceu depois um tal Octacílio que conseguiu ver todos os dias de sua janela 'e então namoravam-se, mas nunca tocaram com as mãos'; pretende casar-se com ele. [...] Seu pensamento quase constante... é o 'Octacílio', contando todo o namoro, remessa de retratos, etc. 'gosta de todo o mundo, mas para casar só do Octacílio'.[3]

Outro caso de descumprimento dos papéis esperados a cada indivíduo, que a historiadora chama atenção, é o caso de João Pedro Ramos que em janeiro de 1918 é reportado pelo jornal "A Noite":

> Ia e vinha... pela rua Treze de Maio. Sua fisionomia, ora triste, ora risonha, chamava a atenção. Olhavam-no os transeuntes, tomados logo de uma dúvida que significava não saberem se estavam diante de um espirituoso ou de um maluco. O homem, João Pedro Ramos, fazia caretas, pulava como um cabrito, gritava, gesticulando, e tantas gatimonhas fez que agora ninguém mais duvida ser ele um tipo completo e acabado de doido. (A Noite, 07/01/1918)[4]

Este segundo caso, além de João Pedro Ramos não apresentar a característica de homem viril e nada chamativo, podemos observar que a reportagem traz como manifestação da loucura, características físicas que representam desordem, como mudanças de humor, expressividade e gesticulação.

Ambos os casos são diagnósticos que foram usados como justificativa para internação daqueles tidos como desajustados: Isaltina, mulher que manifestava afeto e sexualidade considerada desviantes, já que estes

---

[3] ENGEL, Magali Gouveia. Os delírios da razão: médicos, loucos e hospícios (Rio de Janeiro, 1830-1930). Rio de Janeiro: Fiocruz, 2001, p. 51.

[4] *Idem.*, p. 28.

eram dirigidos a um homem que não era o seu marido; o João Prates, que se comportava de maneira "animalesca" e vagava pelas ruas, demonstrando não ser um homem afeito ao trabalho regular.

Assim, os defensores da modernização das urbes, de acordo com os padrões de disciplina e de moralidade dos burgueses europeus – sobretudo os franceses – dos quais os psiquiatras seriam aliados entusiastas, conquistaram vitórias importantes, conseguindo alterar o perfil e o significado dos espaços que lidavam com os indesejáveis do governo.

## 2.1. O surgimento das instituições de recolhimento

O ano referencial para a organização do assistencialismo público na modernidade, segundo Foucault, é 1656, já que foi neste ano que se estabeleceu, na cidade de Paris, o Hospital Geral, reunindo várias instituições que já existiam sob um único órgão administrativo. Contudo, nesse período, não era somente o louco elemento desviante a ser excluído dentro desse local. Tendo como uma de suas principais funções o recolhimento e assistencialismo aos grupos marginalizados, eram os pobres e desprivilegiados os alvos da reorganização estrutural dessas novas entidades.

A etapa posterior às transformações das instituições assistenciais do continente europeu ocorridas em meados do século XVII, foi o período conhecido como "Grande Internamento". O "Grande Internamento" é nome dado por Foucault a uma época em que a elite, imbuída de uma racionalidade, internou de forma geral todos aqueles que não correspondiam à noção de civilização da época. A internação de criminosos, bêbados, desempregados, entre outros indivíduos com características desviantes, acarretou que ao menos um por cento de toda cidade de Paris fosse parar no Hospital Geral.

Foucault viu o Grande Internamento de 1656 como a representação institucional de um espaço aberto na época Clássica (séculos XVII e XVIII) em que a razão internou indivíduos como vagabundos, devassos, pródigos, criminosos, maus pagadores, entre outros, como medida prática de instauração de uma ordem moral. O objetivo de Foucault foi renovar as análises recorrentes que superpõem esses eventos – o internamento ou a existência de internados – para criar uma prática médica que buscaria oferecer um tratamento baseado na ciência a esses requisitos. Sua análise do evento que resultou na internação de 1% da população de Paris desvia o foco. Ele não se concentra na teoria médica - ou seja, como a medicina definiu a loucura - mas em como as práticas, técnicas e processos cotidianos de instituições e instâncias sociais (como igrejas, famílias, justiça, etc.) afetam a percepção do louco.[5]

Assim, foi comum na segunda metade do século XVIII que os administradores desses estabelecimentos nomeassem especialistas de saúde para assistir as doenças que atingiam os alienados. A esses profissionais cabia a função de visitar todas as dependências da instituição ao menos duas vezes por semana, a fim de dar aos alienados atendimento especializado. No entanto, Foucault salienta que

> [...] o Hospital Geral não é um estabelecimento médico, propriamente dito. Ele é, antes de mais nada, uma estrutura semijurídica, uma espécie de entidade administrativa que, ao lado dos poderes já constituídos, e além dos tribunais, decide, julga e executa.[6]

A sociedade do século XVIII fora estabelecida enquanto uma "sociedade disciplinar". A relação pública entre aqueles que detinham o poder e aqueles que ao poder eram submetidos, possibilitou o controle dos *corpora sociais*, fazendo com que as relações estabelecidas entre os sujeitos fossem relações públicas fiscalizadas.

A análise do surgimento das prisões e de suas concepções sobre a disciplina dos corpos, bem como o nascimento das instituições clinicas, seja para o tratamento do corpo, seja para o cuidado com a alma, têm similaridades entre os objetivos e as ações tomadas a partir das instituições criadas no século XVIII. A vigilância contínua, os ordenamentos obrigatórios e as punições normalizadoras fazem com que o controle sistêmico se colocasse como um eficiente meio de fiscalização. Assim, "os quartéis, as escolas e os hospitais, são dominados pela mecânica funcional das disciplinas, que, ao fim, também chegam e se enraízam nas prisões".[7] Como a tônica do século XVIII foi compor a "sociedade disciplinar", na opinião de Foucault, foi comum que comportamentos fossem regulados em diferentes instâncias sociais.

---

[5] BALTAZAR, Tiago Hercílio. Os saberes "PSI" no diagnóstico de história da loucura de Michel Foucault. **Psicol. rev. (Belo Horizonte)**, Belo Horizonte, v. 23, n. 3, p. 860-881, dez. 2017. Disponível em <http://pepsic.bvsalud.org/scielo.php?script=sci_arttext&pid=S1677-11682017000300006&lng=pt&nrm=iso> . acessos em 06 out. 2022, p. 826-827.

[6] FOUCAULT, Michel **A História da Loucura na Idade Clássica.** São Paulo: Editora Perspectiva, 2019, p.50.

[7] ARAUJO, Luis Guilherme Nascimento de. Vigiar e Punir: poder, punição, disciplina e indústria. **Primeiros Escritos**. v. 9, n. 1, p. 249-255, 2018. p. 259. Disponível em: <https://www.revistas.usp.br/primeirosescritos/article/view/153056>. Acesso em: 8 jun. 2022.

É a partir dessa visão foucaultiana que partimos para algumas perguntas: a) devemos nos surpreender que a prisão celular tenha se tornado um meio contemporâneo de aplicação da pena, com suas cronogramas marcados, atividades obrigatórias, instâncias de vigilância e notação, e mestres de normalidade que retomam e multiplicam as funções dos juízes? e b) Vemos ainda nos admirar que os presídios se pareçam com fábricas, escolas, quartéis, hospitais e tudo parece ser prisão?[8]

Nesse contexto, o exemplo da regulamentação da ordem pública é utilizado para ressaltar a importância da disciplina dos corpos no espaço da urbe, de maneira a criar um processo sistêmico de vigilância, exclusão e enclausuramento. A clínica ou instituições de isolamento para alienados, por sua vez, organizaram-se por meio de dois princípios dominantes: "o hospitalar e o pedagógico". Ao primeiro cabe ao que de fato conhecemos como elementos patológicos que aparecem de forma singular, mas que, ao longo do tempo, foram lidos e tratados como forma de manifestação hereditária ou contagiosa, por isso o enclausuramento e seus aspecto de vigilância. Ao segundo aspecto, o pedagógico, estava atrelado a dimensão educativa.[9]

Ainda para Foucault, só uma estrutura coletivamente controlada que recobre a totalidade do espaço social pode apoiar a medicina da percepção individual, a assistência familiar e os cuidados em domicílio. Entra-se, então, em uma especialização institucional da doença totalmente nova e mais ou menos desconhecida no século XVIII.[10]

Foi no século XVIII que se estabeleceu a loucura dentro da lógica de doença que carece de cuidados especializados de homens que se encontravam no estado de "normalização" e eram formados para fazê-lo. Criou-se, então, uma nova forma de se olhar os desviantes e responsáveis por deteriorar o meio social. Eram esses imorais: deficientes e capazes de deteriorar um corpo organizado moralmente, uma figura destrutiva e perigosa, delinquente. É por essa razão que o ordenamento social se estabelece dentro da lógica da punição e da disciplina corporal/mental.

A evolução das práticas punitivas mostra-se resultante da sobreposição de uma longa série de processos sociais, políticos, históricos e econômicos.[11] Assim, a cada tempo e a cada sistema punitivo e disciplinar correspondem características e concepções próprias sobre um determinado

---

[8] FOUCAULT, Michel. **Vigiar e punir:** nascimento da prisão. 42. ed. Rio de Janeiro: Vozes, 2014, p. 219.
[9] Idem., passim.
[10] Idem. **O nascimento da clínica.** Rio de Janeiro: Forense Universitária, 2001, p.21.
[11] Idem. **A História da Loucura na Idade Clássica.** São Paulo: Editora Perspectiva, 2019.

saber. O processo de exclusão dos alienados se sustentou, da mesma forma, em diversos conhecimentos, ou seja, foram variadas suas formas de operar em meio as sociedades. Foram as instituições de exclusão as responsáveis por desempenhar um papel social que estava muito além da punição e da disciplina de um indivíduo, mas que incluía formas de se estabelecer relações de poder entre um sujeito e/ou um grupo sob outros.[12]

No Brasil, foi a partir de 1830, que um grupo de médicos, em sua maioria higienistas, se uniram a fim de reivindicar métodos e locais específicos para a assistência dos doentes mentais que vagavam principalmente na capital do Império, Rio de Janeiro. Foi em 1841 que o então imperador, D. Pedro II, assinou a fundação do Hospício Pedro II, inaugurado no ano de 1852, com a finalidade exclusiva de atendimento aos loucos do Império, de forma que ficou popularmente conhecido como "Palácio dos loucos".[13]

Com o crescimento da eugenia e da higienização pública, o Estado tornou-se cada vez mais presente nas políticas de alienação, dando surgimento, por assim dizer, aos regimentos oficias de alienação e tratamento mental.

Alexander Jarbet, doutor em História das Ciências da Saúde pela Fundação Oswaldo Cruz, alerta para o fato de que já havia uma preocupação dos médicos acerca da administração dos loucos antes da fundação do Hospício D. Pedro II em 1852.[14]

Para a historiadora Eliane Maria Monteiro da Fonte, a princípio, a criação do Hospício Pedro II, assim como de outras entidades que surgiram ainda no século XIX nos centros urbanos em ascensão espalhados pelo Brasil, deu-se a partir da perspectiva religiosa que acabou por restringir o caráter médico das instituições, já que, durante o Império, foram poucas as preocupações com a presença de especialistas em saúde nas referidas instituições. A ausência significativa de médicos não só era uma realidade na formulação do corpo de funcionários, como também eram superficiais as regras que regiam a internação de pacientes, regras estas que estavam sob concepção de uma autoridade da ordem pública. Foi somente no início do século XX que os médicos conquistaram significativa presença na

---

[12] ARAUJO, Luis Guilherme Nascimento de. Vigiar e Punir: poder, punição, disciplina e indústria. **Primeiros Escritos**. v. 9, n. 1, p. 249-255. Disponível em: <https://www.revistas.usp.br/primeiroescritos/article/view/153056>. Acesso em: 8 set. 2022.

[13] COSTA, Jurandir Freire, *op. cit., passim*.

[14] JARBERT, Alexander. Espiritismo e Psiquiatria no Brasil da Primeira República. In: 10º Seminário Nacional de História da Ciência e da Tecnologia, 2005. **Anais...** Belo Horizonte: UFMG, 2005. p. 02.

administração dessas instituições, de maneira que se ocuparam da direção desses locais.[15]

Todavia, após análise de parte do estatuto do Hospício D. Pedro II, podemos perceber que, a princípio, não houve a preocupação com a ciência médica na administração da loucura, de modo que aos médicos foi atribuído "um papel secundário no processo de internação".[16] Assim, os familiares, o chefe da polícia, os padres e freiras que administravam a Santa Casa e até os juízes tinham mais voz quando se tratava da internação de algum indivíduo.

Mesmo com a criação do primeiro estabelecimento cuja especialidade seria o tratamento aos doentes mentais em 1852, a administração do Hospital D. Pedro II somente a partir de 1881 passou a ser chefiada por um médico – ainda que generalista[17] – Nuno de Andrade, resultante de um decreto do mesmo ano, no qual o governo acabou por criar a cadeira de *Doenças Nervosas e Mentais* nas Faculdades de Medicina da Bahia e do Rio de Janeiro. Foi no ano seguinte que o Brasil assistiu ao surgimento do seu primeiro médico alienista, Teixeira Brandão, que chegou a ser professor de psiquiatria no Rio de Janeiro, momento em que se iniciou o ensino especializado do saber psiquiátrico aos médicos generalistas[18].

A Psiquiatria nesse momento pautava-se em provar a urgência do Estado em tomar posse e administrar os hospitais psiquiátricos e que esta intervenção protegeria, em última instância, a sociedade e o próprio louco. Esta tentativa da psiquiatria poderia garantir a sua escalada: a psiquiatria, "como um instrumento neutro, opõe-se à arbitrariedade possível daqueles que" se relacionam com o louco apenas com o interesse de seu próprio bem-estar. Portanto, o objetivo é denunciar a arbitrariedade que acompanha a prisão de loucos e desafiar a racionalidade de uma abordagem à vida de um doente mental que leva "em consideração a natureza de seu distúrbio".[19]

O livro *Danação da Norma: Medicina Social e Constituição da Psiquiatria no Brasil* debruça-se sobre o estudo da constituição da Medicina social e da Psiquiatria brasileira. Nele, os autores definem como objetivo do trabalho

---

[15] FONTE, Eliane Maria Monteiro da. **Da Institucionalização da loucura à Reforma Psiquiátrica:** as sete vidas da agenda pública em saúde mental no Brasil. Estudos de Sociologia - ISSN: 2317-5427, [S.l.], v. 1, n. 18, mar. 2013.

[16] MACHADO, Roberto; LOUREIRO, Ângela; LUZ, Rogério; MURICY, Kátia. **Danação da Norma. Medicina Social e Constituição da Psiquiatria no Brasil**. Rio de Janeiro: Graal, 1978, p. 478.

[17] Os médicos que não possuíam nenhum tipo de especialização nos cuidados com a saúde eram chamados de "médicos generalistas".

[18] COSTA, Jurandir Freire, *op. cit., passim.*

[19] MACHADO, Roberto *et. al., op. cit.*, p. 488-489.

"compreender a figura moderna da medicina, seu papel na sociedade, sua ambição como instrumento técnico-científico a serviço, direta ou indiretamente, do Estado"[20]. Os autores investigaram a trajetória da atuação da Medicina, a partir do século XIX, colocando-a como um elemento capaz de localizar e controlar a ação dos agentes desencadeadores de doenças. O médico então é colocado como um profissional capaz de impedir ou dificultar o aparecimento das enfermidades, dando origem ao controle das virtualidades. Por fim, o seu papel no meio social era orientar racionalmente a ação transformadora da sociedade para conduzi-la à civilização e ao progresso.

Havia ao menos dois princípios que podemos destacar como utilizados para alcançar o objetivo exposto: a exaltação da figura do médico, representante da ciência institucionalizada nas faculdades de Medicina; e a necessidade de denunciar aqueles que eram tidos como charlatões, como agentes sem conhecimento científico adequado, de tal maneira a estabelecer uma diferença entre estes e os médicos.

Segundo o discurso médico, o modelo de internação hospitalar-psiquiátrico era o único modo eficaz de melhorar as condições de atendimento e alcançar os objetivos de normalização dos indivíduos desviantes de modo que prender o louco para submetê-lo a um eficaz processo de disciplinamento baseado na ciência: a única disciplina autorizada pelo Estado é a medicina psiquiátrica, que pode restaurar o indivíduo à sua "condição de livre sujeito de direito". A psiquiatria reconhece técnica e cientificamente tanto a capacidade de isolar quanto de sequestrar. Como resultado, o objetivo da luta dos médicos não é tornar a repressão legal, mas sim medicalizar a legislação.[21]

Assim, a institucionalização e medicalização da loucura assumiram um importante papel no processo de legitimação científica, social e acadêmica da Psiquiatria a partir do final do século XIX. E vários foram os acadêmicos que irão se debruçar sobre os estudos desse processo.

Foi a partir, então, da década de 1880 que os médicos passaram a exigir participação mais ativa e responsabilidade nos tratamentos dos males da mente. Esse processo se concretizou depois que se fez necessário a medicalização dos sujeitos alienados, além da sistemática criação de instituições cujo objetivo central seria tratar os loucos. "O Pinel Brasileiro", título pelo o qual Teixeira Brandão fica conhecido, foi o principal e mais importe médico a tecer críticas ao formato ao qual os loucos eram submetidos. Para ele, fazia-se necessário

---

[20] *Ibidem*, p. 489.

[21] *Ibidem*, p. 489.

a existência de um tratamento científico, ao invés de moral – mesmo que a moralidade ditasse as regras de internação, lotação de pacientes compatíveis a capacidade das entidades e, por fim, registros e trabalhos científicos que trouxessem estatísticas e poderio de administração das instituições de alienação.

Após o decreto de n° 146 de 11 de janeiro de 1890, a instituição do Rio de Janeiro, foi, oficialmente, desvinculada da administração da Santa Casa de Misericórdia da cidade e seu nome passa a ser Hospital Nacional de Alienados. Aqui podemos estabelecer o marco da Medicina da mente como ciência hegemônica para validar políticas públicas de administração e controle social dos loucos, embora ainda não houvesse uma política assistencial nacional aos alienados, o que só ocorreu com um decreto em 1903, já que ao Governo Federal não era constitucionalmente permitido interferir nas questões de saúde dos estados.[22]

A Psiquiatria, nesse contexto, surgiu como uma especialidade médica voltada aos indivíduos considerados socialmente perigosos e seriam contagiosos em relação à loucura. Na passagem do século XIX para o XX, "a saúde pública e a psiquiatria" trabalhavam em conjunto para limpar a cidade, removendo "a imundície e a morrinha", bem como os cortiços, que eram focos de infecção e desordem e infestavam as ruas do centro da cidade e as proximidades do porto.[23]

A Psiquiatria ganhou espaço, portanto, a partir da preocupação com a "limpeza" e a disciplinarização do meio urbano. Como detinha o aval científico da época, os discursos médicos de acadêmicos foram privilegiados pelas políticas públicas, de sorte que um dos seus objetivos foi a vida cotidiana em função da normalização e do adestramento dos indivíduos. Por isso, essa ciência médica nova teve grande destaque e caminhou junto de políticas públicas e ideologias progressistas voltadas à urbanização e ao sanitarismo, políticas e ideologias estas que visavam à formação de um país cada vez mais moderno e para isso, era preciso haver disciplina.

A Psiquiatria, então, consolida-se no campo da cientificidade brasileira com o fim de incorporar "uma ampla variedade de temas na fixação das fronteiras que passariam a 'doença' da 'saúde', o 'normal' do 'patoló-

---

[22] HOCHMAN, Gilberto. **A Era do Saneamento** - As bases da política de saúde pública no Brasil. 1. ed. São Paulo: Hucitec/ANPOCS, 1998. v. 1. APUD: JARBERT, A. op. cit. p. 04.

[23] RESENDE, Heitor. **Política de saúde mental no Brasil: uma** visão histórica. *In*: TUNDIS, Silvério; COSTA, Nilton do R. Cidadania e Loucura: Políticas de saúde mental no Brasil. Petrópolis: Vozes, 2007. p. 45.

gico' no âmbito dos distúrbios mentais".[24] Dentre essa gama de temas, destacam-se o da raça, da civilização, do trabalho, da sexualidade, da delinquência, da religião, do alcoolismo e até mesmo da política. Essas temáticas nos revelam a preocupação e/ou necessidade que se tinha de retirar estes elementos indesejados dos espaços públicos e coletivos, tendo como resultado um elo evidente entre a ameaça da ordem pública e as doenças psiquiátricas.

E foi assim que o Estado tomou para si a missão de lidar com os desajustados. Os loucos não seriam, a partir dessas novas concepções, somente delinquentes criminosos. Ligados à ideia de crime e loucura durante o século XIX, surgiu, no final do século, a crença da existência de loucura apresentada sem delírio, a loucura baseada na esfera do comportamento ideal, baseada na concepção de "loucura moral" de Pritchard[25]. Sendo assim, os principais temas da Psiquiatria, em decorrência das concepções acima citadas, relacionavam-se, para o Estado, às manifestações de degenerescência.

Entretanto, o cuidado e atenção aos males da mente não ficaram restritos ao Estado. Surgiram nos finais do XIX e início do XX inúmeros asilos religiosos que tinham por objetivo a manutenção da moral e dos bons costumes. Tais asilos eram fomentados e financiados ora pela iniciativa católica, ora protestante, ora espírita. Ao que compete ao universo kardecista, pode-se dizer que este foi construído por um público de letrados, cujo imaginário do fiel ideal circundou a virtude da caridade, bem como a dedicação aos estudos sobre a religião estando presente em praticamente todas as atividades espíritas.

Alexander Jabert relata como ocorreu a "administração da loucura e do louco" por parte do governo do Espírito Santo, levando em conta o *status* da unidade federativa que era considerada como periférica e não possuía recursos suficientes para o tratamento dos seus doentes. Um conjunto de fatores foram apontados por Jabert para considerar periférica a província do Espírito Santo, problemas que iam desde a falta de recursos financeiros, carência de médicos especializados, até o pouco poder coercitivo do Estado.

---

[24] ENGEL, Magali Gouveia. As Fronteiras da 'Anormalidade': Psiquiatria e Controle Social. História, **Ciência e Saúde - Manguinhos**, Rio de Janeiro, 5(3):547- 563, 1999, p. 556.
[25] Pritchard foi um psiquiatra inglês que em 1835 lança mão à ideia de loucura moral, de modo que a loucura seria uma "perversão mórbida dos sentimentos naturais, dos afetos, das inclinações, do humor, dos hábitos, das disposições morais e dos impulsos naturais, sem qualquer alteração notável, ou defeito, da inteligência, das faculdades do conhecimento ou do raciocínio, e particularmente sem qualquer ilusão patológica ou alucinação"

Jabert afirma que o problema da loucura não ficou restrito somente à ordem administrativa da República, mas que houve políticas que privilegiaram as parcerias entre o Estado e as diversas religiões para oferecer tratamento aos mais diversos doentes da época.[26]

Magali Engel, por sua vez, além do livro intitulado *Os delírios da razão: médicos, loucos e hospícios (Rio de Janeiro, 1830-1930)*, escreveu dois artigos, os quais o objetivo central foi discutir a consolidação do saber psiquiátrico como uma interpretação válida das realidades sociais. Para a autora, a Psiquiatria procurou normalizar variadas condutas sociais e individuais a partir de novos padrões disciplinares. Ela analisou como os psiquiatras foram construindo a associação entre civilização, raça, fanatismo religioso e político a transtornos mentais.[27]

A historiadora Yonissa Marmitt Wadi investigou a trajetória e luta dos psiquiatras do Rio Grande do Sul na aquisição do poder de controlar as admissões dos doentes no Hospital São Pedro. O caso dessa instituição, fundada em 1884, não foi diferente das diversas outras espalhadas pelo Brasil. Sua administração estava atrelada ao mundo religioso da Santa Casa de Misericórdia fazendo com que os médicos não tivessem significativa presença no tratamento daqueles que ali estavam. Em vista disso, a disputa pelo controle das entidades psiquiátricas foi apenas um dos caminhos da Medicina mental sulista na busca de sua legitimação. Outras estratégias utilizadas foram fundamentais, tais como a "construção de alianças de cunho político, a desconstrução de outros discursos que se opunham ao seu".[28]

A história da Psiquiatria no Brasil também foi tratada pelo historiador Jurandir Freire Costa com o intuito de apresentar a particularidade do saber *psi* brasileiro e, assim, desmistificar a ideia de que essa ciência foi mera cópia dos saberes construídos na Europa e nos Estados Unidos. Dessa forma, o autor analisou a Liga Brasileira de Higiene Mental com intenção de

---

[26] JABERT, Alexander: Formas de administração da loucura na Primeira República: o caso do estado do Espírito Santo. **História, Ciências, Saúde – Manguinhos**, v. 12, n. 3, p. 693-716, set.-dez. 2005.

[27] *Confer:* ENGEL, Magali Gouveia. Notas sobre a Construção da Loucura como Doença Mental. **Anuário do Laboratório de Subjetividade e Política**. Org. Luís Antônio dos S. Baptista. Ano 1. Vol. 1- dez de 91 a dez de 92. Departamento de Psicologia da UFF; ENGEL, Magali Gouveia. As Fronteiras da 'Anormalidade': Psiquiatria e Controle Social. História, **Ciência e Saúde - Manguinhos**, Rio de Janeiro, 5(3):547- 563, 1999; ENGEL, Magali Gouveia. **Os delírios da razão:** médicos, loucos e hospícios (Rio de Janeiro, 1830-1930). Rio de Janeiro: Fiocruz, 2001.

[28] WADI, Yonissa Marmitt. Aos loucos, os médicos: a luta pela medicalização do hospício e construção da psiquiatria no Rio Grande do Sul. **História, Ciências, Saúde - Manguinhos** 6(3): 659-679, 1999-2000, p. 679.

investigar as propostas de intervenção na sociedade através de conceitos que levavam em conta a raça, a cultura, a economia, entre outros elementos.[29]

> Sempre que se imagina 'homem de ciência', sem antes dar-se conta que é homem de seu tempo. Os psiquiatras da Liga acreditaram no mito da ciência psiquiátrica universal. Eles se concebiam habitantes do hermético reino das ciências, portanto, impermeáveis às influências culturais. Por isso mesmo, esqueceram que eram indivíduos pertencentes a uma determinada classe social, com opiniões e valores próprios a um determinado período histórico.[30]

Pioneira nos estudos acerca da Psiquiatria e loucura no Brasil, Maria Clementina da Cunha possui duas obras de extrema relevância para a historiografia sobre o tema: *O Espelho do Mundo: Juquery, a História de um Asilo* e *Cidadelas da Ordem*. Na esteira do novo panorama historiográfico engendrado pela Escola dos Anales e pelas obras pioneiras de Foucault como *História da Loucura* (1961) e *O Nascimento da Clínica* (1963), bem como a multiplicidade de temas e fontes históricas, abriu caminho, ainda nos anos 80, para um novo campo de análise voltado para o estudo das instituições psiquiátricas. A primeira das obras de Maria Cunha, *O Espelho do Mundo: Juquery, A História de um Asilo*, através de *corpus* documental que incluía fotografias, prontuários médicos, relatórios, atas, cartas decretos e leis, a autora tratou das práticas e representações do asilo de alienados, fundado ainda em 1895 no município de Franco da Rocha em São Paulo.[31] Nela, as discussões realizadas por Cunha mapearam todo o universo da instituição. Investigação esta que leva em conta questões referentes ao espaço físico, tendo como referência as paredes; ao cheiro; ao tratamento; aos medicamentos; as correntes; a camisa de força; e assim conseguir tratar da relação de poder estabelecida entre os médicos e os pacientes.

Na obra *Cidadelas da Ordem: A doença mental na República*, a historiadora tem como objeto de estudo o processo de consolidação do saber psiquiátrico a partir do seu surgimento no final do século XIX. Para Clementina, a Psiquiatria, em seu início, pretendia constituir-se como

---

[29] COSTA, Jurandir Freire, *op. cit.*, *passim*.
[30] COSTA, Jurandir Freire, *op. cit.*, p. 12-13.
[31] CUNHA, Maria Clementina Pereira. **O Espelho do Mundo**: Juquery, a História de um Asilo. 2a ed. São Paulo: Paz e Terra, 1986, *passim*.

um saber onipotente, capaz de "enformar a razão e a conduta humana"[32], determinando modos e critérios uniformes de ação. O principal referencial teórico dos psiquiatras naquele momento era a "Teoria da Degenerescência". Tais teorias associaram causas sociais às hereditárias para a loucura, ampliavam a capacidade de intervenção da Psiquiatria no corpo social, tendo como análise o comportamento humano. Assim, a profilaxia assumiu um papel de destaque nas teorias e políticas dos "homens de ciência" daquele momento.[33]

Na primeira metade dos novecentos, a Psiquiatria bem como o Espiritismo buscavam legitimação no campo científico, cultural e institucional brasileiro. Os diferentes discursos eram ligados aos grupos urbanos intelectualizados, que, por sua vez, defendiam e disputavam perspectivas de terapia relacionadas aos males da mente e a loucura. Este conflito se manifestou através de constantes embates entre psiquiatras não-espíritas e espíritas. Os organicistas se dedicaram a publicações no âmbito acadêmico que tratavam a questão da "loucura espírita" e, assim, chamavam atenção para o fato da necessidade de combatê-la, mediante ao controle do Estado sobre os centros espíritas, proibição da divulgação do Espiritismo, combate ao charlatanismo supostamente praticado por médiuns e, por fim, o tratamento e internação destes, classificados como graves doentes mentais.[34]

Os espíritas, no que lhes concerne, também se dedicaram a publicações visando à legitimação dos seus ideais dentro da sociedade brasileira. Publicaram livros, escreveram artigos em periódicos espíritas e fundaram hospitais psiquiátricos espíritas. Para os espíritas, a Psiquiatria merecia críticas, já que se encontrava limitada na sua eficácia por não considerar as possíveis causas espirituais da loucura. Este embate atingiu também a imprensa leiga, gerando um grande número de matérias sobre o tema em jornais de ampla circulação.[35]

---

[32] ALMEIDA, Angélica Aparecida Silva de. **Uma Fábrica de Loucos:** Psiquiatria x Espiritismo no Brasil (1900-1950). Campinas, SP: [s. n.], 2007. Tese de Doutorado apresentada ao Departamento de História do Instituto de Filosofia e Ciências Humanas da Universidade Estadual de Campinas, p. 34.

[33] CUNHA, Maria Clementina Pereira. **Cidadelas da Ordem**. A doença mental na República. São Paulo: Brasiliense, 1990, *passim*.

[34] ALMEIDA, Angélica Aparecida Silva de. **Uma Fábrica de Loucos...**, *op. cit.*, p. 4.

[35] ALMEIDA, Angélica Aparecida Silva de. **Uma Fábrica de Loucos...**, *op. cit.*, p., 5.

## 2.2. A história da psiquiatria enquanto tema da historiografia

Os procedimentos de medicalização e de tratamento mental são consequências de diferentes concepções e de pesquisas científicas, que se apresentam desde a compreensão do estado patológico do indivíduo até as formas de combater, tratar e prevenir tais condições. Posto isto, o processo de desenvolvimento das práticas de tratamento e combate mostra-se como uma realização experimental que trabalha de acordo com as concepções ideológicas dos profissionais sobre as causas de cada doença.

Apresentadas tais circunstâncias, a Psiquiatria possui certas especificidades, visto que os resultados de diagnósticos estabelecidos têm como objeto de análise o comportamento humano. Nessa concepção, a identificação de possíveis psicopatologias advém de concepções sociais, morais e político-econômicas dos especialistas. Os princípios basilares da análise do comportamento e a impossibilidade de identificação precisa da origem dos transtornos mentais foram os motivos da "Psiquiatria, ao menos até a primeira metade do século XX, produzir inúmeras classificações nosográficas,[36] entre as quais as doenças descritas e o princípio norteador de cada uma variavam sobremaneira".[37]

A Psiquiatria brasileira funcionou como ideologia científica que outrora, no período do Império, não tinha suas características enredadas pela ciência, já que estaria atrelada às atividades assistenciais do mundo administrativo-religioso dos hospícios. A cientificação do ato psiquiátrico médico passou a definir seu objeto: doença e doente mental. A possibilidade de aplicação das terapias e de seus métodos reiteraram as hipóteses do princípio orgânico do transtorno mental, de modo que tal legitimidade adquirida pela aproximação com o modelo médico clínico reforçaram os elementos que alimentavam o controle social vigente.[38]

Os primeiros estudos que buscaram tratar da história da Psiquiatria brasileira foram de responsabilidade dos profissionais da Medicina e Psiquiatria, que em sua grande maioria encontravam-se voltados para "a descrição evolu-

---

[36] Classificações nosográficas significam classificações patológicas.
[37] TARELOW, Gustavo Querodia. **Entre febres, comas e convulsões**: as terapias biológicas do Hospital do Juquery Administrado por Pacheco e Silva (1923-1937). São Paulo, SP: 2011. Dissertação apresentada ao Programa de Pós Graduação em História Social, do Departamento de História da Faculdade de Filosofia, Letras e Ciências Humanas da Universidade de São Paulo. p. 15.
[38] PEREIRA, Lygia Maria de França. **Reformas da ilusão**: a terapêutica psiquiátrica em São Paulo na primeira metade do século XX. 1995. 156f. +. Tese (doutorado) - Universidade Estadual de Campinas, Faculdade de Ciências Medicas, Campinas, SP.

tiva do saber psiquiátrico e a construção de sua identidade como profissional da época".[39] Os estudos mencionados originaram as primeiras publicações sobre a história da Psiquiatria brasileira realizadas, portanto, por profissionais da Medicina que não tinham, obviamente, conhecimento metodológico da escrita da história. Dessa forma, as publicações tinham como objetivo tratar a Medicina enquanto ciência evolucionista, preocupando-se em revisar as concepções do passado e em legitimar o atual estado do desenvolvimento médico. E foram frágeis os esforços por parte dos historiadores na escrita da história das concepções psiquiátricas no Brasil até fins do século XIX, considerando o contexto e a cultura da sociedade que os abrigou. Foi somente na segunda metade do XX que a *Escola dos Annales*, os estudos foucaultianos e a multiplicidade dos temas e fontes históricas abriram caminhos para a superação dos estudos evolucionistas sobre a história da Psiquiatria.[40]

No final do século XIX e início do XX, longe dos cuidados dos pesquisadores das Ciências Humanas e Sociais, a Psiquiatria se configurou como resultado de intensos debates entre os médicos higienistas e àqueles que aderiram às novas percepções médico-psiquiátricas proposta pelo Espiritismo. Nessa época, a Faculdade de Medicina do Rio de Janeiro foi a mais importante instituição de conhecimento médico no Brasil e, já nas primeiras décadas do século XX, era referência nacional nas questões da psique. Os profissionais mais destacados que compunham seu grupo acadêmico eram Afrânio Peixoto, Antônio Austregésilo, Henrique Roxo e Juliano Moreira.

Segundo Raimundo, Antônio Austregésilo e Juliano Moreira foram os principais responsáveis pela difusão das teorias da Psiquiatria organicista formuladas por Emil Kraepelim.[41] E esses profissionais também atuavam nas atividades da principal instituição de alienação do país: o Hospício Nacional dos Alienados.

Emil Kraepelim nasceu na Alemanha em 1856 e começou sua carreira como professor de Psiquiatria na Rússia, em Dorpart. O professor dedicou-se a classificar as doenças mentais segundo um agrupamento que ele denominou

---

[39] CASSÍLIA, Janis Alessandra Pereira. **Doença Mental e Estado Novo:** a loucura de um tempo. Rio de Janeiro: s.n., 2011, 199f. Dissertação de Mestrado apresentada ao Programa de Pós-Graduação em História das Ciências e da Saúde da Casa de Oswaldo Cruz – FIOCRUZ, p. 15.

[40] SILVA, Márcia Pereira da. Os males da mente: o tratamento das doenças mentais entre o espiritismo e a psiquiatria na primeira metade do século XX no Brasil. **Monções: História, Fronteiras e Identidades**, Campo Grande, v. 3, n. 5, p. 117-135, 2016.

[41] ODA, Ana Maria Galdini Raimundo. A paranoia em 1904 – uma etapa na construção nosológica de Emil Kraepelin. **Revista Latino-americana de Psicopatologia Fundamental**. São Paulo, v.13, n.2, p.318-332, 2010, passim.

de "estados psiquiátricos constitucionais ou insanidades de degeneração".[42] Como todos os teóricos da degeneração, o pesquisador acreditava que algumas patologias mentais eram fruto da hereditariedade, assim como passíveis de evolução, a depender da etnia, sexualidade e contexto sociocultural. Como "seu objetivo era unificar diagnósticos psiquiátricos"[43], ele construiu critérios rígidos de classificação. Foi assim que homossexualidade e tamanho das orelhas se tornaram sinais oficiais de determinadas patologias. A classificação de Kraepelin é radical assim como os tratamentos indicados, uma vez que ele não defendia a intervenção de outros saberes, como a Sociologia, a Psicanálise e a Psicologia.[44] O médico sugeriu que a classificação das patologias mentais fosse baseada em padrões comuns de sintomas, ou seja, pela semelhança sintomática. Ele definiu dois grupos para classificar as doenças que acometem o cérebro: a psicose maníaco-depressiva, que estava intimamente ligada aos transtornos de humor como depressão, irritabilidade, insônia, agitação e propensão ao suicídio; e a demência precoce ou esquizofrenia, que estava intimamente ligada aos transtornos afetivos, como obsessão compulsiva, ansiedade generalizada e fobia social.[45] Somente depois de intensa observação dos seus pacientes, ele foi capaz de formular um resultado com critérios para o prognóstico da doença.

Kraepelin foi grande influenciador dos pressupostos adotados no Brasil para os estudos médicos e psiquiátricos no início dos novecentos; entretanto, essa influência perdeu força em meados do mesmo século, mas foi surpreendentemente recuperado pelos chamados neokraepelianos por volta do ano de 1976. No Brasil, foi Antônio Austregésilo, da Faculdade de Medicina do Rio de Janeiro, o responsável pela tradução de seus escritos. Austregésilo traduziu a obra intitulada *Psychiatrie* (1904), que foi publicada nos *Arquivos Brasileiros de Psiquiatria, Neurologia e ciências afins*, revista brasileira pioneira no campo da Psiquiatria e de responsabilidade do Hospital Nacional de Alienados.[46]

Profissional destacado na Faculdade de Medicina do Rio de Janeiro, Henrique Belfort Roxo era catedrático de Medicina psiquiátrica, também organicista, positivista e adepto das ideias de Kraepelin. Essencialmente cientificista, Belfort Roxo dedicou todo um capítulo ao Espiritismo no seu

---

[42] CAPONI, Sandra. As classificações psiquiátricas e a herança mórbida. **Scientiae Studia**, São Paulo, v. 9, n. 1, p. 29-50, 2011, p. 29.
[43] *Ibidem*, p. 31.
[44] *Ibidem*, p. 29 *et seq.*
[45] KRAEPELIN, Emil. **Clinical psychiatry:** a text book for students and physicians. New York: Macmillan Company, 1907, *passim.*
[46] ODA, *op. cit., passim.*

livro *Manual de Psiquiatria*, acusando-o de criar um tipo especial de doença mental tributária do delírio ocasionado "pela frequência de sessões de espiritismo".[47] Roxo ainda relacionou as práticas espíritas com permanências de rituais africanos, o que, da perspectiva dos positivistas, complicava ainda mais as coisas. Com efeito, o Espiritismo, em conjunto com a sífilis e o alcoolismo eram os três elementos "determinantes para o avanço da alienação mental no Brasil".[48]

Juliano Moreira, também professor reconhecido da Faculdade de Medicina do Rio de Janeiro e outro adepto às ideias de Kraepelin, atuou como diretor do Hospício Nacional de Alienados entre 1903 e 1930. A instituição, antes chamada de Hospital D. Pedro II, com o advento da república em 1889, separou-se da administração da Santa Casa de Misericórdia e ficou sob a tutela do Estado. Juliano Moreira ocupou posição de destaque no cenário médico nacional das primeiras décadas do século XX e teve tempo e condições de colocar em prática suas concepções teóricas.[49]

Em 1889, o governo de Campos Sales impôs significativas reduções orçamentárias no que diz respeito à assistência aos doentes da mente e o atendimento começa a se degradar.

Nesse ponto, vale ressaltar a diferença nos conceitos de "assistência" e "tratamento". O primeiro diz respeito às características da internação vista como elemento de salvação do corpo social, mas principalmente daqueles sujeitos que não se adaptaram à nova mentalidade e/ou comportamentos da chamada modernidade, debatida no primeiro capítulo. Foi, então, a assistência o mecanismo de controle dos indesejados sociais sem respaldo na volta desse indivíduo à vida pública. Esse assistencialismo foi feito por diversos grupos da população em geral: asilos públicos e religiosos, hospitais gerais e Santas Casas de Misericórdia administrados por padres e/ou personagens da política e prisões. Já o segundo, refere-se ao momento em que a Medicina, junto ao ordenamento público, passou a ler esses sujeitos desajustados como doentes que precisavam de tratamento nas ditas instituições psiquiátricas, de modo que, talvez, pudessem voltar à vida em sociedade. Essas instituições passaram a reivindicar para si o cuidado com os males mentais, sendo elas os ditos

---

[47] ROXO, Henrique de Brito Belford. **Manual de Psiquiatria**. 4 ed. Rio de Janeiro: Guanabara, 1946.

[48] ISAIA, Artur César. O discurso médico-psiquiátrico em defesa do Espiritismo na Faculdade de Medicina do Rio de Janeiro dos anos 1920. **Revista Brasileira de História das Religiões**, Ano I, n. 1. Dossiê Identidades Religiosas e História, maio de 2008, p. 207.

[49] MEDEIROS, Maurício de. "Centenário do Edifício Sede da Universidade do Brasil". *In:* **Jornal Brasileiro de Psiquiatria**, (II) 2, 1952, p. 190, *apud* COSTA, Jurandir Freire, *op. cit.*, p. 34.

hospícios, manicômios, alas especializadas dos hospitais gerais e instituições psiquiátricas religiosas – como é o caso dos asilos e casas de saúde espíritas.

Em 1902, o Governo de Rodrigues Alves levou a cabo um inquérito que revelava que o "Hospital Nacional é simplesmente uma casa para detenção dos loucos, onde não há tratamento conveniente, nem disciplina, nem qualquer fiscalização".[50] Rodrigues Alves, então, decidiu reformular a assistência psiquiátrica da República e nomeou Juliano Moreira ao cargo de diretor do Hospital Nacional de Alienados.

A partir de 1903, a concepção e a percepção do ser alienado mental transformaram as formas de se compreender o indivíduo tido como louco no corpo social. A legislação do mesmo ano – Decreto n° 1.132 -, cujo projeto foi escrito por vários médicos alienistas, incluindo o novo diretor do Hospital, foi o primeiro regimento federal que privilegiou os loucos, definindo-os como "um indivíduo que, por moléstia congênita ou adquirida, compromete a ordem pública ou a segurança das pessoas".[51] As concepções acerca do alienado mental antes da legislação de 1903 entendia que o indivíduo patológico possuía a mente alheia e não o corpo e, é nesse sentido, que após o projeto de Juliano Moreira compreendeu-se que é dever também alienar o corpo do convívio social – dando assim início a legitimidade da criação de asilos, hospitais e instituições que travam a mente por meio da alienação do corpo.

Foi a partir desse momento que a ordem de tratamento sistemático a esses sujeitos se iniciou, obviamente por parte do Estado, uma vez que os religiosos tomaram para si a tarefa assistencialista.

### 2.3. "A loucura sob um novo prisma" ou o caso da não loucura: o advento do Espiritismo e suas concepções[52]

A partir dessa afirmação médica no tratamento e cuidado dos males mentais, foi preciso que a assistência ficasse sob encargo de alguém. Foi nesse contexto que os espíritas foram parcialmente tolerados, uma vez que o Estado não conseguiu tomar conta da demanda que se instaurava no período. Parcialmente, pois não há registros de tentativas de fechamento

---

[50] MAIA, Edmundo. "A assistência Psiquiátrica no Brasil". *In:* **Jornal Brasileiro de Psiquiatria**, v. 2, 1961, p. 133, *apud* COSTA, Jurandir Freire, *op. cit.*, p. 34.

[51] LUZ, Nadia. **Ruptura na história da psiquiatria no Brasil**: espiritismo e saúde mental (1880-1970). Franca: Unifran, 2006, p. 61.

[52] O subtítulo faz referência ao primeiro livro publicado no Brasil com a finalidade de tratar a questão da loucura para o espiritismo, o qual analisaremos no próximo capítulo.

advindas do Estado dessas instituições religiosas, controladas por espíritas, mas houve, no plano dos discursos e debates científicos de médicos importantes do período, grande rejeição dos cuidados feitos nessas ditas instituições, acusando-as de propagar o charlatanismo e de, por vezes, serem instrumento de causa da loucura.

Para melhor entendimento da causa espírita nos cuidados com indivíduos acometidos pela loucura ou, como os próprios espíritas acreditavam, com comportamentos vistos como loucos o que demonstrava sinais de obsessão espírita, vale aqui fazer um levantamento histórico de como essas personagens chegaram a tal ponto.

> Qualquer que seja a ideia que se faça dos Espíritos, essa crença está necessariamente fundada na existência de um princípio inteligente fora da matéria e é incompatível com a negação absoluta deste princípio. Tomamos, pois, nosso ponto de partida na existência, sobrevivência e individualidade da alma, da qual o Espiritualismo é a demonstração teórica e dogmática, e o Espiritismo, a demonstração patente. Façamos, por um instante, abstração das manifestações propriamente ditas e, raciocinando por indução, vejamos a quais consequências chegaremos.[53]

Foi em 1857, com a publicação do "Livro dos Espíritos" por Allan Kardec, que surgiu oficialmente a religião Espírita na França, chegando ao Brasil ainda na segunda metade do século XIX. Os primeiros centros espíritas fundados no Brasil foram em Salvador e no Rio de Janeiro, respectivamente o "Grupo Familiar do Espiritismo", em 1865, sob a direção de Luís Olímpio Telles de Menezes, e o "Grupo Confúcio", em 1873.[54]

O kardecismo se construiu a partir da crença na imortalidade da alma: "seríamos, essencialmente, espíritos imortais que habitariam, temporariamente, corpos físicos nas diversas encarnações necessárias para o aperfeiçoamento moral e intelectual"[55]. Uma vez encarnados, os homens, segundo o Espiritismo, sofrem influência benéfica ou maléfica dos desencarnados. No caso

---

[53] KARDEC, Allan. **O Livro dos médiuns**. Tradução de Evandro Noleto Bezerra. 2 ed. 1. imp. Brasília: FEB, 2013. Pt 2, cap. XXIII, it. 237, p. 13.

[54] ALMEIDA, Angélica Aparecida Silva de. **Uma Fábrica de Loucos...**, *op. cit.*, p. 17.

[55] *Idem*. Uma "fábrica de loucos": a história da "loucura espírita" no Brasil (1900-1950). **REVER**, São Paulo, v. 20, n. 2, p. 219-2020, 2020, p. 222.

de uma influência negativa persistente, o encarnado estaria obsedado e essa poderia ser causa dos desequilíbrios mentais, incluindo a própria loucura.[56]

Foi a partir dessa concepção sobre a loucura que, no Brasil, por meio de publicações no periódico *Reformador*, alguns espíritas se dedicaram à compreensão do fenômeno da loucura ainda na segunda metade do século XIX. Um desses indivíduos, cuja publicação foi feita sem identificação do autor, descreveu no ano de 1883 na seção "Pequena Conferência Spírita" que a causa da loucura tem sim relação com questões físicas:

> A loucura provém de um certo estado patológico do cérebro, instrumento do pensamento: o instrumento estando desorganizado, o pensamento fica alterado.
>
> A loucura é, pois, um efeito consecutivo, cuja causa primeira é uma pré-disposição orgânica, que torna o cérebro mais ou menos acessível a certas impressões; e isto é tão real que encontrareis pessoas que pensam excessivamente e não ficam loucas, ao passo que outras enlouquecem sob o império da menor excitação.[57]

Contudo, em muitos casos era preciso levar em consideração a influência de obsessores:

> Não confundamos a loucura patológica com a obsessão; esta não provém de alguma lesão cerebral, mas da subjugação que espíritos malévolos exercem sobre certos indivíduos, e que, muitas vezes, tem as aparências de loucura propriamente dita.[58]

Portanto, o fato de os espíritas não desconsiderarem que a loucura poderia ser fruto de uma anomalia física no cérebro mostra que essas personagens entendem a importância do saber científico acerca das moléstias mentais, mas, segundo eles, a maioria dos casos era a obsessão. Estariam esses indivíduos então sob influência de espíritos malévolos, e, portanto, os levavam a ações cotidianas próximas da loucura. Sob essa perspectiva, os espíritas criticavam a Medicina não espírita que tomou tudo como loucura. Para os espíritas, combatido a influência espiritual, os sinais de loucura desapareceriam. Assim, é interessante notar que para os espíritas

---

[56] MOREIRA-ALMEIDA, Alexander, LOTUFO NETO, Francisco. Spiritist views of mental disorders in Brazil. **Transcultural Psychiatry**, v. 42, n. 4, Montreal, pp. 570-95, 2005.

[57] Utilidade das práticas de manifestação. *In*: Pequena Conferência Spírita. **Reformador**. Ano I. N. 24. Rio de Janeiro, 1883, p. 4.

[58] *Ibidem*, p. 4.

a maioria dos casos não se tratavam de loucura, mas apenas de obsessão. O fenômeno da obsessão poderia, por fim, dar fruto a comportamentos que identificavam a doença da loucura.

A obsessão é, segundo Allan Kardec, uma das maiores dificuldades que um indivíduo pode enfrentar. Ela caracteriza-se pelo "domínio que alguns Espíritos exercem sobre certas pessoas. É praticada unicamente por Espíritos inferiores, que procuram dominar, pois os Espíritos bons não impõem nenhum constrangimento."[59] Mesmo afirmando ser uma grande dificuldade, a obsessão não se encaixaria em uma patologia cerebral que poderia, assim, ser sanada.

A concepção espírita de mundo está alicerçada, como todas as outras do século XIX, pela ideia de causa e consequência e com a obsessão não é diferente. A causa da obsessão é falha ou falta de desenvolvimento moral, uma vez que o encarnado somente está sujeito às influências de espíritos se estiver "na mesma sintonia", ou seja, como o obsessor deseja o mal do obsedado, o encarnado, para ser vítima, precisa estar sujeito a tais influências por meio da fragilidade de caráter. Em outras palavras: mesmo que o indivíduo tenha praticado o mal em vidas passadas, ele somente pode ter influência dos espíritos inferiores se não apresentar evolução suficiente para evitá-la na reencarnação atual, ou seja, ainda é possível, para os espíritas, alcançar certa evolução no mundo espiritual.

E foi a partir da crença na possibilidade da ação de desencarnados nos encarnados que se constituiu a teoria espírita sobre a loucura, já que o indivíduo obsedado teria comportamentos estranhos ao convívio social que o faria parecer louco.

A chance de influência espiritual nos encarnados fez com que os espíritas tentassem oferecer explicações, modos de tratamento e prevenções para os que aparentavam ter doenças mentais diferentes da Medicina não espírita, para a maioria dos casos.

As explicações sobre as causas da loucura incluíam as influências de desencarnados, o que alterava também o tratamento. Caso estivesse obsedado, o dito louco precisava de mais convívio com a família, além do auxílio de um encarnado com "firmeza moral e de caráter". Afinal, "uma causa física, opõe-se uma força física; a uma causa moral é preciso que se contraponha uma força moral". [60] Para prevenir ou evitar a obsessão e,

---

[59] KARDEC, Allan. **O Livro dos médiuns...**, op. cit., pt 2, cap. XXIII, it. 237, p. 259.
[60] *Idem*. **A Gênese**. Trad. Evandro Noleto Bezerra. 2 ed. 1 imp. Brasília: FEB Editora, 2013. Cap. XIV, it. 46, pág. 259.

portanto, a "loucura" dela advinda, seria preciso fazer caridade e cultivar os bons pensamentos. O desenrolar dos tratamentos, tanto do discurso espírita como do laico, será melhor trabalhado no capítulo seguinte.

Assim, o Espiritismo, na tentativa de legitimar suas teorias acerca da mente e das psicopatologias, colocava-se em oposição com à Psiquiatria nascente.

> O campo científico tornou-se um campo de batalha entre os espíritas e os médicos – notadamente os psiquiatras – que questionavam as teorias espíritas e a sua pretensão de legitimá-las nos domínios do campo médico/científico[61].

Brasílio Marcondes Machado, no ano de 1922, apresentou uma tese na Faculdade de Medicina do Rio de Janeiro, com o título *Contribuição ao estudo da Psiquiatria (Espiritismo e metapsiquismo)*, a qual o autor sustentava que o processo para reconhecer a "sobrevivência da alma e a possibilidade de comunicação entre os homens e os espíritos (homens desencarnados) beneficiaria a ciência psiquiátrica em geral".[62] A obra, por sua vez, colocava a psicografia do médium português Fernando de Lacerda como uma possível prova da interlocução entre os vivos e os mortos. A despeito da qualidade do trabalho de Brasílio, o que importa é o fato da "oposição entre médicos organicistas/higienistas e médicos adeptos das práticas espíritas ter oficialmente chegado à nata da ciência psiquiátrica nacional."[63]

Também o médico Bezerra de Menezes ficaria conhecido no meio espírita. Ele defendeu que muitas das perturbações da mente tinham origem na influência dos espíritos e que o tratamento espiritual era imprescindível na busca de soluções para tais problemas.

É interessante notar, conforme já salientou Emerson Giumbelli, que o discurso médico condenou o Espiritismo, enquanto o jurídico puniu o "baixo espiritismo" ao mesmo tempo em que "tolerou" o praticado pela elite letrada[64]. Bezerra de Menezes é um exemplo, pois teve grande projeção intelectual e social mesmo após ter aderido publicamente ao Espiritismo.

---

[61] ALMEIDA, Angélica Aparecida Silva de. **Uma "fábrica de loucos"...**, *op. cit.*, p. 22.

[62] SILVA, Márcia Pereira da. Os males da mente: o tratamento das doenças mentais entre o espiritismo e a psiquiatria na primeira metade do século XX no Brasil. **Monções: História, Fronteiras e Identidades**, Campo Grande, v. 3, n. 5, p. 117-135, 2016. p. 133.

[63] *Ibidem*, p. 133.

[64] GIUMBELLI, Emerson. **O cuidado dos mortos**. Uma história de condenação e legitimação do Espiritismo. Rio de Janeiro: Arquivo Nacional, 1997.

Nos artigos 156, 157 e 158, o Código Penal de 11 de outubro de 1990 coloca em concretude as aspirações da Medicina acadêmica brasileira durante o século XIX. Posto isso, esses artigos definem a criminalização de:

> [...] praticar o espiritismo, a magia e seus sortilégios, usar de talismãs e cartomancias, para despertar sentimentos de ódio ou amor, incultar cura de moléstias curáveis e não curáveis, enfim, para fascinar e subjugar a credulidade pública.[65]

Do mesmo modo, fica proibido:

> exercer a medicina em qualquer de seus ramos, a arte dentar ou a farmácia; praticar a homeopatia, a dosimetria, o hipnotismo ou magnetismo animal, sem estar habilitado segundo as leis e regulamentos.[66]

No mesmo capítulo do Código Penal, ocorre a penalização ao:

> ministrar ou simplesmente prescrever, como meio curativo, para uso interno ou externo, e sob qualquer forma preparada, substâncias de qualquer dos reinos da natureza, fazendo ou exercendo, assim, o ofício do denominado curandeiro[67]

A partir da análise desses artigos, podemos concluir que houve uma condenação do Espiritismo enquanto um instrumento ilegal da prática da Medicina. É possível observamos dois argumentos principais: de um lado são o Espiritismo, a magia e o curandeirismo, considerados crimes contra a saúde pública; e de outro lado, são estes também, possíveis causadores de doenças mentais.

Já nos anos finais da década de 1920, a vigilância sobre os crimes que colocavam em xeque a segurança e, principalmente, a saúde pública mobilizou ações públicas direcionadas à ilegitimidade de algumas práticas que, a essa altura, já estavam sendo relacionadas ao "baixo espiritismo" – provavelmente vinculado aos pobres que eram adeptos à doutrina kardecista.

No chamado "baixo espiritismo", cujas atividades eram tidas como feitiçarias relacionadas às crendices populares, foi onde se deu a perseguição mais intensa à doutrina de Kardec, perseguição esta que era muito mais encabeçada por médicos e dirigentes do clero, ou seja, uma elite intelectualizada. Segundo a historiadora Yvonne Maggie, no Brasil,

---

[65] PIARANGELI, José Henrique. **Códigos Penais do Brasil**. Evolução Histórica. 2 ed. Cap. II, Dos crimes contra a saúde pública, Art. 157. São Paulo: Revista dos Tribunais, 2001, p. 290.
[66] *Idem.*, Artigo 156, p. 290.
[67] *Idem.*, Artigo 158, p. 290.

apesar de haver predomínio católico, as camadas populares compartilhavam muitos dogmas espíritas, entre eles a existência de espíritos e a própria reencarnação, fato que só foi possível em virtude de um forte sincretismo religioso.[68]

Ainda que os espíritas tenham sido perseguidos, estes conseguiram se figurar, ainda na primeira metade do século XX, como importantes na assistência aos alienados e, portanto, vale ressaltar o papel fundamental da Federação Espírita Brasileira (FEB) para a consolidação do Espiritismo no Brasil. Fundada no ano de 1884 por adeptos ao kardecismo, inicialmente a instituição tinha como objetivo divulgar e propagar os princípios da religião. Com o tempo, a FEB, além de orientar doutrinalmente seus adeptos, passou a advogar e representá-los institucionalmente.[69] Entre as atividades do órgão kardecista, merece destaque alguns serviços terapêuticos, como a doações de remédios homeopáticos, aplicação de "passes" e "receituários mediúnicos", e também a publicação do periódico *Reformador*.

A FEB sofreu, devido ao caráter assistencialista e as ações de defesa de alguns espíritas, por distintas vezes, investidas autoritárias que resultaram em inquéritos policiais e processo sanitários e criminais. Ainda assim, a Federação não contou, inicialmente, com o apoio de todos os grupos espíritas que se instauraram no Brasil. Foi na década de 1920 que se construiu condições propícias para a consolidação do intento da FEB, devido às novas propostas incorporadas ao estatuto da entidade no ano de 1924.[70]

Segundo Emerson Giumbelli, o novo plano de organização da FEB era basicamente estruturado por dois instrumentos de implementação.

> [...] um regulamento onde se encontram estipuladas todas as condições e procedimentos envolvidos no processo de filiação, bem como as obrigações e vantagens dele decorrentes, e um "Conselho Federativo", formado pelos representantes das associações filiadas, que se reuniria periodicamente para definir uma orientação doutrinária uniformizada.[71]

O "Regulamento de Adesão", instituído pela diretoria da FEB no início de 1925, foi o mais importante instrumento para o processo de angariar

---

[68] MAGGIE, Yvonne. **Medo do Feitiço**: Relações entre Magia e Poder no Brasil. Rio de Janeiro: Arquivo Nacional, 1992.

[69] GIUMBELLI, Emerson. O "baixo espiritismo" e a história dos cultos mediúnicos. **Horizontes Antropológicos**, Porto Alegre, ano 9, n. 19, p. 247-281, julho de 2003, p. 250.

[70] *Ibidem, passim*.

[71] *Ibidem*, p. 268-269.

fiéis ao Espiritismo, bem como organizar aqueles que se filiavam à Federação. Esse regulamento foi mantido quase que sem modificações até os finais dos anos de 1940. O "Conselho Federativo", por sua vez, teve como principal função fiscalizar, de maneira periódica, a forma de organização dos grupos diretos ou indiretamente ligados à FEB, da mesma maneira que suas atividades, além de contabilizar as contribuições monetárias que esses grupos faziam à "caixa de propaganda do espiritismo". Obviamente, a instituição deveria prestar alguns serviços para os grupos associados: assessoria jurídica e doutrinária, e também auxílios materiais, como o envio de obras e números publicados de o *Reformador*.[72]

Esses novos instrumentos ajudaram e muito a consolidar a FEB enquanto órgão de representação institucional do Espiritismo no Brasil. Os resultados foram imediatos, de modo que, até o ano de 1915, o número de grupos filiados à instituição era de 23, já em 1924 esse número passou para 47, chegando a 72 grupos em 1925 e, em 1941, a FEB já contava com 162 sociedades filiadas de forma direta, além de outras 168 que se encontravam filiadas de forma indireta, ou seja, ligadas através de federações estaduais.[73]

Embora, como mencionado, os adeptos do Espiritismo e os filiados da FEB tenham crescido na primeira metade do século XX, os espíritas não foram poupados pelos acadêmicos de Medicina que ainda os criticavam e os acusavam de charlatanismo quando estes advogavam para si os cuidados e combates à loucura. Sendo a caridade uma das mais importantes características do Espiritismo, a Federação Espírita Brasileira, possuía, desde sua fundação, "um setor de ajuda aos necessitados, que justamente a tornou vulnerável à ação da polícia e suscetível à infração dos artigos"[74].

A FEB tinha o "Serviço de Assistência aos Necessitados", responsável por auxiliar a população carente por meio de atendimento espiritual e físico. Era através do *Reformador* que a federação propagava, de forma constante, seus serviços:

> Algumas pessoas de boa vontade, que são as que a constituem, reúnem-se às 02 horas da tarde aos domingos, na sala da Federação, à rua do Regente n. 19, 2º andar, e ali vem propor

---

[72] *Ibidem*, p. 269.
[73] *Ibidem*, p. 269.
[74] GOMES, Adriana. A criminalização do espiritismo no Código Penal de 1890: as discussões nos periódicos do Rio de Janeiro. **Revista Ágora**, Vitória, n. 17, 2013, p. 62-76, p. 71.

que se socorram os necessitados e depositar em uma bolsa que corre de mão em mão o que o seu esforço pode alcançar.[75]

Essa característica do kardecismo deu munição para os médicos laicos começarem a publicar trabalhos que combatiam o Espiritismo enquanto ferramenta medicamentosa à loucura.

Poucos foram os trabalhos acadêmicos que analisaram esse conflito entre psiquiatras laicos e espíritas. Contudo, ainda sim, há estudos que nos ajudam a compreender a natureza e os desdobramentos desse confronto, ainda que o objetivo dessas obras não seja especificamente esse. No que concerne a produção sobre o tema, na medida em que alguns historiadores e cientistas sociais publicaram obras acerca da história do Espiritismo no mundo e no Brasil, a questão da loucura na concepção espírita apareceu de forma tangencial.

No capítulo "Espiritismo, Catolicismo e Saber Médico-Psiquiátrico: a Presença de Charcot na obra do Padre Júlio Maria de Lombaerde",[76] Artur César Isaia analisa a obra "Os segredos do espiritismo" de 1931, escrita pelo padre mencionado, a fim de combater o espiritismo. Os escritos do padre apareceram na primeira metade do século XX, período em que aumentava o número de adeptos do Espiritismo em território brasileira e explica o fenômeno mediúnico como fruto de uma crise advinda do hipnotismo.

Segundo o historiador Arthur César Isaias, a primeira metade do século XX viu uma mudança no discurso católico sobre as religiões mediúnicas. O discurso católico buscou atingir "vozes reconhecidamente valorizadas por uma sociedade cada vez mais pluralista", enquanto a sociedade se torna menos receptiva ao magistério eclesial. De um discurso baseado exclusivamente na autoridade da Igreja, na sua tradição e "nas Sagradas Escrituras, passa-se a apelar a saberes reconhecidamente capazes de nomear a realidade". É assim que a teologia católica chega ao apelo ao conhecimento médico--psiquiátrico. "A demonização das práticas mediúnicas" leva à construção discursiva da "loucura espírita", que está cada vez mais baseada no conhecimento médico-psiquiátrico.[77]

---

[75] Assistência aos Necessitados. *In*: Noticiário. **Reformador.** Ano VIII. N. 180. Rio de Janeiro, 1890, p.2.

[76] O padre Júlio Maria (1878-1994) nasceu na Bélgica e foi ordenado sacerdote em 1908. Veio para o Brasil em 1912, chegando no Recife. Pouco tempo depois foi transferido para Manhumirim, cidade da Zona da Mata mineira, fundando no final da década de 1920 a ordem Nossa Senhora do Santíssimo Sacramento e o jornal "O Lutador", ainda em circulação (Isaia, 2006:310).

[77] ISAIA, Artur César. **Espiritismo, Catolicismo e Saber Médico Psiquiátrico:** A Presença de Charcot na Obra do Padre Júlio Maria de Lombaerde. In: Orixás e Espíritos. O debate interdisciplinar na pesquisa contem-

Em outro estudo, Artur Isaia trata do crescimento e defesa das teorias espíritas na Faculdade de Medicina do Rio de Janeiro.

A historiadora Eliane Moura da Silva dedicou-se a compreensão da figura do médium para os espíritas, afirmando que ele é o intermediário entre o mundo dos vivos e dos mortos. Os médiuns foram, aliás, objeto de estudo dos pesquisadores que investigaram os fenômenos espírita/espiritualista, sendo também caracterizados como loucos, histéricos, charlatões ou possuídos.[78]

Eliane Moura salienta que ao mesmo tempo em que as histéricas e as sonâmbulas foram a base para os avanços na psiquiatria e na psicanálise no século XIX, o espiritismo e o espiritualismo também dependiam dessas mulheres "anormais", que eram classificadas entre a loucura ou os dramas que as descobertas mais recentes da espiritualidade acabavam por trazer. Médiuns ou histéricos? A forma de apropriação e interpretação determinavam isso.[79]

O antropólogo Emerson Giumbelli escreveu diversos trabalhos sobre o processo de condenação e legitimação do Espiritismo no Brasil, entre eles sua tese de doutorado "O cuidado dos mortos: Uma história da condenação e legitimação do Espiritismo" (1997), os artigos "Heresia, doença, crime ou religião: o Espiritismo no discurso de médicos e cientistas sociais" (1997a) e "O 'Baixo Espiritismo' e a História dos Cultos Mediúnicos" (2003), e o capítulo de livro "Espiritismo e Medicina: Introjeção, Subversão, Complementariedade" (2006).

O também antropólogo José Luiz dos Santos afirmou que

> [...] o espiritismo se firmou no Brasil como a religião dos espíritos, os quais se entende estarem por toda parte, ajudando ou atrapalhando, sendo fonte de problemas ou trazendo soluções. [...] Nessa religião a palavra atribuída aos espíritos é altamente valorizada.[80]

Os antropólogos franceses Marion Aubrée e François Laplantine descreveram o surgimento do Espiritismo desde a sua origem na França até sua chegada ao Brasil, seguida de sua consolidação. Ao abordarem

---

porânea. Org: Artur Cesar Isaia. Uberlândia: EDUFU, 2006, p. 311.
[78] SILVA, Elaine Moura. **O Espiritualismo no Século XIX**. Campinas: IFCH/Unicamp, Textos Didáticos, 1997, p. 27.
[79] *Ibidem*, p. 44.
[80] SANTOS, José Luiz. **Espiritismo**. Uma religião brasileira. São Paulo: Moderna, 1997, p. 78.

mais diretamente as relações entre o Espiritismo e as doenças, os autores destacam que:

> uma das maiores contribuições do Espiritismo brasileiro para o Espiritismo Mundial [...] foi ter desenvolvido as implicações propriamente terapêuticas (médicas e psiquiátricas) da obra kardecista [...] o diagnóstico espírita se funda sobre um sistema de representações etiológicas estreitamente ligado nas relações que o indivíduo possui com o mundo dos espíritos.[81]

Por fim, o historiador Cláudio Pimentel Gama fez uma investigação mais detalhada sobre o tema da loucura para o Espiritismo. O autor debruçou-se sobre o confronto entre os médicos alienistas e o Centro Redentor, instituição espírita localizada na cidade de Santo André fundada em 1945. Como o Centro Redentor oferecia tratamento alternativo à loucura, suas concepções eram diferentes e iam de encontro às práticas organicistas.

Vale ressaltar que esta pesquisa não desconhece que o pensamento espírita não foi homogêneo no Brasil, de forma que se constituíram diversas correntes e/ou grupos que interpretavam os escritos de Allan Kardec às suas maneiras. Existiam aqueles considerados "fundamentalistas" que só liam Allan Kardec e considerava todo outro tipo de escrito como charlatanismo. Contudo, havia também aqueles que aderiam e usavam outros escritores para pensar o espiritismo, como Jean Baptiste Roustaing, que se dizia continuador dos ensinamentos de Kardec. Seus adeptos se uniram em torno da FEB. A FEB (Federação Espírita Brasileira) é a instituição responsável por fomentar a organização central das instituições dos espíritas nos estados brasileiros. No entanto a USE (União das Sociedades Espíritas do Estado de São Paulo) não aderiu ao pensamento roustainguista e, portanto, rompeu com a FEB. Por fim, tinham ainda aqueles influenciados por diferentes cultos que incorporavam ao espiritismo elementos que não estavam na doutrina espírita propriamente, como a homeopatia, o estudo de pirâmides e cristais. Portanto, mesmo que tenhamos encontrado esses diversos grupos e/ou divisões que ocorreram no Brasil, esse aspecto não nos interessa uma vez que, quanto à loucura não encontramos distinção nas teorias.

O confronto entre médicos espíritas e àqueles da medicina convencional foi bem frequente ao longo da primeira metade do século XX. Nessa disputa, foi comum a utilização de termos para desqualificar as práticas

---

[81] AUBRÉE, Marion. & LAPLANTINE, François. **La Table, Le Livre et les Espirits**. Éditions Jean-Claude Làttes, 1990, p. 210.

da cura espírita: "rituais", "superstições", "cultos" e "charlatanismo". Do mesmo modo, estes termos estavam presentes nas justificativas dos kardecistas quando não queriam ser confundidos com os cultos afro-brasileiros, atacando seus adeptos com o mesmo conjunto de palavras com os quais eram atacados.

## 2.4. O Espiritismo no discurso médico tradicional

Claudio Gama estudou durante seu mestrado, concluído em 1992, os conflitos que se deram entre os médicos e os espíritas na Primeira República. Segundo o historiador, os médicos não espíritas acreditavam que a cidade do Rio de Janeiro nas primeiras décadas da República a sociedade marcada pelo analfabetismo, sífilis, loucura e/ou alcoolismo era explicada pela atuação privilegiada do Espiritismo, pois esta possuía grande aceitação popular. A rápida difusão do Espiritismo seria explicada por esses aspectos.

> A crença consistiria por um lado em um sinal e por outro em uma causa de doença mental. Os médiuns e frequentadores dos centros espíritas eram vistos como sugestionados, charlatães ou alucinados. Os charlatães seriam caso de polícia; os alucinados caso de médico, devendo ser internados em hospícios; quanto aos sugestionados ainda não em estado psíquico grave, O. Pimentel os classificava como predispostos a desenvolver doença mental.[82]

Através da tese intitulada *Em torno do espiritismo* do final da década de 1910, Oscar Pimentel defendeu à banca da Faculdade de Medicina do Rio de Janeiro que seria o Espiritismo uma crença primitiva e de absurdos, cujos fenômenos "quando não são produto de uma simples fraude, são associados à sugestão, sonambulismo e alucinação".[83] O médico evidenciou que suas conclusões foram tomadas a partir de estudos que se iniciaram em 1916, de tal forma que, para ele, indivíduos que tivessem a crença no Espiritismo estariam em uma reminiscência do passado, uma vez que estágios menos evoluídos da civilização seriam frutos de crenças primitivas. Oscar Pimental, discípulo de Juliano Moreira, então, demonstra que possui uma perspectiva

---

[82] GAMA, Cláudio Murilo Pimentel. **O espírito da medicina**: médicos e espíritas em conflito. Rio de Janeiro, 1992. Dissertação (Mestrado em Sociologia) – UFRJ, Rio de Janeiro, p. 228.
[83] GIUMBELLI, Emerson. **O cuidado dos mortos...**, *op. cit.* p. 203.

evolucionista da sociedade, de maneira que relaciona o ato de crer ao atraso em que vivem alguns indivíduos.[84]

São duas as formas as quais o médico ataca o kardecismo. A primeira tange às acusações de que as práticas espíritas seriam fraudulentas, enquanto a segunda diz respeito à defesa, feita pelo acadêmico, de que a crença nessas mesmas práticas espíritas acometeria ao indivíduo moléstias mentais que, a depender do estágio, não seriam mais passíveis de profilaxia.[85]

Oscar Pimentel acreditava que a crença no Espiritismo e em fenômenos mediúnicos seria uma consequência de alucinações ou hipnotismo. A profilaxia, por sua vez, deveria ser aplicada através da sugestão,[86] contudo, não possuiria efeito real de cura. O médico considerava a sugestão como um dos aspectos primordiais para o entendimento do kardecismo, uma vez que "consistia em uma causa fundamental do renascimento da superstição, magia, feitiçaria e da antiga medicina sacerdotal."[87]

Já Henrique Roxo, médico importante do período e chefe do Instituto de Neuropatologia do Hospital Nacional de Alienados, incluía nos formulários de admissão de pacientes na instituição, indagações acerca da frequência deles a centros espíritas. Giumbelli chama atenção para o fato de que Henrique Roxo seria um exemplo de como a preocupação com o Espiritismo e o combate a ele foram capazes de aglutinar "esforços de teorização, práticas de observação e diagnóstico psiquiátrico".[88]

É interessante notar também que Henrique Roxo aparece nos escritos de Lima Barreto quando paciente do hospital. Em seu diário, Lima Barreto chama atenção para o fato de não se simpatizar pelo médico, contudo o que nos intriga é o fato de que considera aquele como um detentor de saberes:

> É bem curioso esse Roxo. Ele me parece inteligente, estudioso, honesto; mas não sei por que não simpatizo com ele. Ele me parece desses médicos brasileiros imbuídos de um ar de certeza

---

[84] SCOTON, Roberta Müller Scafuto. **Espíritas enlouquecem ou espíritos curam?:** Uma análise das relações, conflitos, debates e diálogos entre médicos e kardecistas na primeira metade do século XX (Juiz de Fora - MG). Dissertação (Mestrado) - Instituto de Ciências Humanas, Universidade Federal de Juiz de Fora, Juiz de Fora. 2007, p. 47.

[85] GIUMBELLI, Emerson. **O cuidado dos mortos...**, *op. cit.* p. 215-216.

[86] Sugestão faz parte da fundação do campo psicanalítico, de modo que trabalha a crença em uma ideia e/ou desejo originário em outra consciência, sem que tal influência seja reconhecida pelo sugestionado. Para mais informações sobre o conceito ver SOUSA, Fernando, Aguiar. Psicanálise e psicoterapia: o fator da sugestão no "tratamento psíquico". **Psicologia: Ciência e Profissão**, v. 36, n. 1, p. 116-129, 2016.

[87] GIUMBELLI, Emerson. **O cuidado dos mortos...**, *op. cit.* p. 241.

[88] GIUMBELLI, Emerson. **O cuidado dos mortos...**, *op. cit.* p. 201.

de sua arte, desdenhando inteiramente toda outra atividade intelectual que não a sua e pouco capaz de examinar o fato por si. Acho-o muito livresco e pouco interessado em descobrir, em levantar um pouco o véu do mistério — que mistério! — que há na especialidade que professa. Lê os livros da Europa, dos Estados Unidos, talvez; mas não lê a natureza.[89]

No início década de 1920, o Espiritismo era anunciado pelos principais médicos psiquiatras brasileiros como a terceira causa de alienação mental no Brasil, atrás somente da sífilis e do alcoolismo. Henrique Roxo acreditava que as patologias mentais ocasionadas pelo kardecismo tinham as especificidades no que diz respeito aos sintomas e formas de atuação no indivíduo, o que tornava o Espiritismo uma "entidade clínica". Para confirmar sua tese, o médico publicou, em um primeiro momento, um artigo no periódico *Brasil-Médico: revista semanal de medicina e cirurgia*, no qual colocou a consequência causada pelo Espiritismo como "delírio episódico dos degenerados". Para o médico, "um delírio que se fundamenta em alucinações que surgiram consequentemente a um choque emotivo, sendo ele, em geral, pouco duradouro e tendo a capacidade de se repetir com relativa facilidade".[90] Na década de 1930, esse fenômeno começou a ser designado como "delírio espírita episódico".

Ainda na década de 1920, o Espiritismo não aparece somente como prejudicial à saúde da sociedade, mas também como responsável pelo surgimento de anomalias mentais, concluindo ser senso comum entre a comunidade médica e psiquiátrica do período que o kardecismo seria vetor e/ou fator de doença psíquica.

Um dos assistentes de Henrique Roxo no Instituto de Neuropatologia e também aluno de Juliano Moreira, Xavier de Oliveira,[91] entendia que os fenômenos mediúnicos poderiam causar o que chamou de "espiritopatia", ou seja, uma "síndrome mental de forma delirante, com motivos espíritas, e que se observa enxertada em indivíduos tarados do sistema nervoso, nomeadamente da classe dos histero-esquizóides".[92] O médico é ainda mais severo quando propõe tratamento à doença: "a sua higiene e profilaxia estão,

---

[89] BARRETO, Lima. **Diário do Hospício; O cemitério dos vivos**. São Paulo: Companhia as Letras, 2017, p. 37.
[90] ROXO, Henrique. Delírio Espírita dos Degenerados. In: **Brasil-Médico: revista semana de medicina e cirurgia**, XL, v. 1, n. 19, 1926, p. 252.
[91] GIUMBELLI, Emerson. **O cuidado dos mortos...**, *op. cit.* p. 202.
[92] OLIVEIRA, Xavier de. **Espiritismo e loucura**: contribuição ao estudo do fator religioso em psiquiatria. p. 202 *apud* GIUMBELLI, Emerson. **O cuidado dos mortos...**, *op. cit.* p. 202.

apenas, em se queimarem todos os livros e fecharem todos os candomblés, altos, médios e baixos".[93]

Xavier de Oliveira chama a atenção para o fato de que 9,4% dos internos na clínica psiquiátrica da Universidade do Rio de Janeiro sofriam de males mentais acometidos somente e exclusivamente pelo Espiritismo, que, além disso, induzia as pessoas ao crime e seria a causa do charlatanismo.[94] As religiões mediúnicas deveriam ser tratadas como uma questão de higiene pública, já que eram consideradas um mal social e a maior causa de perturbações mentais induzidas pela religião: "o Espiritismo é considerado como uma doença contagiosa, como uma epidemia, ou como um vício".[95]

Cláudio Gama deixou evidente que os médicos do período procuraram explicações do porquê da ampla difusão indistinta do Espiritismo, uma vez que era realidade em países considerados "menos evoluídos" e também naqueles considerados "civilizados", "avançados" e prósperos. Nesse caso, o kardecismo seria uma doença que se alastrava pelo mundo, pois estaria marcando uma época de saudosismo às velhas crenças da humanidade. [156] Nesse contexto, os médicos denunciavam a prática de curandeirismo, afirmavam que há estreitas relações entre médiuns e homeopatas e reclamavam da "concorrência de tais tratamentos frente à medicina".[96]

Xavier de Oliveira, assim como Oscar Pimentel, acreditava que o Espiritismo era uma "reminiscência do passado da humanidade em evolução contínua". E, nesse caso, o médico conferia esse fenômeno à ignorância do povo, sendo este um processo que resultava na baixa capacidade intelectual, carência de instrução e inferioridade mental. Oliveira utilizou-se da categoria "Espiritismo" para agrupar indistintamente diversas vertentes de religiões mediúnicas. Segundo o médico, a busca pelo Espiritismo quase sempre terminava invariavelmente nos manicômios.

Assim como outros médicos do período, Xavier de Oliveira, sob o objetivo de caracterizar o Espiritismo como uma calamidade pública, fez uso de alguns elementos para descrevê-lo, associando-o a curas mentirosas, uso de narcóticos, loucura, falta de higiene, violência, depravação sexual e crime. Segundo ele, o Catolicismo seria a religião natural e o Espiritismo, por sua vez, seria "mandiga, candomblé, macumba e canjerê" seriam "velha

---

[93] OLIVEIRA, Xavier de. *op. cit.* p. 192 *apud* GIUMBELLI, Emerson. **O cuidado dos mortos...**, *op. cit.* p. 211.
[94] ALMEIDA, Alexander Moreira de; ALMEIDA, Angélica Aparecisa Silva de; LOTUFO NETO, Francisco. History of Spiritist Madness in Brazil. **History of Psychiatry**, Cambridge, v. 16, n. 1, p. 5-25, 2005, *passim*.
[95] GAMA, Cláudio Murilo Pimentel. *op. cit.* p. 219.
[96] *Ibidem*, p. 219-220.

feitiçaria" e disfarces "de uma só e única entidade mórbida, a clássica histeria".[97] Nessa perspectiva em que o Espiritismo apareceu como causador da calamidade pública, Xavier de Oliveira responsabilizou a religião por gerar muitos loucos que seriam, posteriormente, tratados nas instituições psiquiátricas e, assim, seriam um gasto público. O médico ainda escreveu "que essa epidemia de loucura religiosa 'teria' fim com o a evolução e o refinamento do 'pensamento coletivo e da cultura social'"[98], mesmo que fosse necessário queimar todos os livros e doutrinas da religião. Para além desses aspectos, acreditava que o Espiritismo teria fim com a melhoria da educação escolar e familiar.

Vale a pena notar que na mesma linha de outros médicos que estudavam o Espiritismo, Xavier de Oliveira evidencializou o fato das suas conclusões partirem de estudos fundamentados em "observações minuciosas e experimentos científicos". Para pensar os males mentais gerados pelo Espiritismo, o médico classificou três tipos de espíritas. O primeiro tipo de espírita seria o médium falante, ou seja, aqueles "criadores, fantasistas, que na coletividade espírita representam o papel de incubo".[99] O segundo tipo, por sua vez, seria o médium audiente, portanto, aquele que aceitava todas as questões espíritas sem postura crítica. O último tipo, o qual o médico acreditava que se encontrava a maioria dos kardecistas, seria um intermediário, então, aquele que oscila entre os dois tipos anteriores.[100]

Os doentes mentais ocasionados pelo Espiritismo também eram categorizados em três tipos: a) os psicóticos maníaco-depressivos, no qual o Espiritismo aparecia como "causa acessória para a crise"; b) os esquizofrênicos, que já apresentariam a patologia *apriori* da chegada aos centros espíritas, contudo, seria o Espiritismo responsável por perturbar os órgãos sensoriais do doente e agravar ainda mais o seu estado "perturbando seus órgãos sensoriais, agravando assim seu estado" e; c) os tarados nervosos, para os quais o Espiritismo seria um vetor de desenvolvimento da doença, uma vez que a loucura se daria em sujeitos com tendências e/ou baixo grau patológico.[101]

Para o último caso, dos tarados nervosos, Xavier de Oliveira estabeleceu três etapas de evolução apresentando seus estágios e sintomas. A

---

[97] *Ibidem*, p. 220.
[98] *Ibidem*, p. 223.
[99] *Ibidem*, p. 247.
[100] *Ibidem*, p. 247.
[101] *Ibidem*, p. 248.

primeira etapa seria a "espiritolatria", verificada quando o doente passa a procurar espíritos desencarnados. O segundo estágio seria a "espiritofobia", etapa em que o medo do desencarnado acomete o doente. A terceira e última fase seria a "espiritomania", momento do auge da patologia, quando o indivíduo se vê "dominado pela força de uma sugestão insopitável".[102]

Segundo Giumbelli, as categorias que mais aparecem nos escritos médicos acerca do Espiritismo como vetor de alienação mental seriam: predisposição, sugestão, alucinação e delírio.

Antônio Austregésilo foi outro médico que chegou a se contrapor ao Espiritismo. O professor da Faculdade de Medicina do Rio de Janeiro não escreveu obras abordando o tema, contudo quando foi convidado a falar do Espiritismo e o associou a "crises histéricas", como é o caso da resposta que deu a um questionário de pesquisa[103] de um dos alunos da Faculdade de Medicina do Rio de Janeiro, João Teixeira Álvares.

> [...] o espiritismo é no Rio de Janeiro uma das causas predisponentes mais comuns de loucura. Os médiuns devem ser considerados indivíduos neuropatas próximos da histeria. O espiritismo é uma neurose provocada pela fácil auto-sugestibilidade, em que há predominância das alucinações psicossensoriais, sendo não raro histeria ou em estado histeróide.[104]

Outro professor que respondeu a esse questionário foi Dr. Juliano Moreira, respeitado psiquiatra e diretor do Hospital Nacional de Alienados. O médico chamou a atenção ao fato de que, segundo ele,

> muitos casos de perturbações nervosas e mentais são evidentemente despertados por sessões espíritas. No Hospital Nacional, não raro, vêm ter tais casos'. Até hoje não tive a fortuna de ver um médium, principalmente os chamados videntes, que não fosse neuropata.[105]

Do mesmo modo, vários professores responderam ao inquérito. Para o Prof. Dr. Joaquim Dutra seria o Espiritismo uma das razões do aumento de pacientes nos manicômios nas primeiras décadas do século XX.

---

[102] *Idem.* p. 249.

[103] Essa pesquisa foi organizada e descrita posteriormente em um opúsculo pelo monge Prof. Dr. Dom Estêvão Tavares Bettencourt.

[104] TURATI, Luiz Roberto. "Por que não sou Espírita? – Espiritismo: Fator para doenças mentais", **Opúsculo do Monge e Teólogo Beneditino Prof. Dr. Dom Estêvão Tavares Bettencourt**. Mosteiro de São Bento, Rio de Janeiro, 2003, s/p.

[105] *Ibidem.*

> As práticas espíritas estão incluídas, e com certa proeminência, entre as causas e efeitos das moléstias mentais, incluindo diretamente, pelas perturbações emotivas, com um coeficiente avolumado, para a população dos manicômios. Exageradas, até se tornarem preocupação dominante, elas preparam a loucura, quando não são mesmo uma denúncia da existência de loucura. Por impressionáveis, tais práticas concorrem para a alucinação, determinando emoções que acarretam perturbações vasomotoras ou que provocam concentração psíquica, estados de abstração, perturbações graves nas funções vegetativas, alterações nas secreções internas, redundando tudo em autointoxicação.[106]

Já o Prof. Dr. Francisco Franco respondeu que o médium seria um indivíduo perigoso para si mesmo e para a sociedade.

> [...] provocar fenômenos espíritas é desaconselhável porque é danoso para o organismo, o médium torna-se um neurastênico, autômato, visionário, abúlico, antecâmara à esquizofrenia, um indivíduo perigoso para si e à sociedade. O médium nunca pode ser normal pelas razões expostas acima. O Espiritismo é uma farsa, portanto, nula a sua finalidade. O Espiritismo está colocado em primeiro lugar como fator de loucura e de outras perturbações patológicas, agindo sobretudo nas mentalidades fracas e particularmente nas sugestionáveis. O Espiritismo é o maior fator produtor de insanos que perambulam pelas ruas, enquanto grande percentagem enchem os manicômios, casas de saúde, segundo a opinião de abalizados psiquiatras, como Austregésilo, Juliano Moreira, Franco da Rocha, Pacheco e Silva.[107]

Na mesma linha de pensamento acima, o Prof. Dr. Luis Robalinho Cavalcanti respondeu:

> Não é aconselhável promover o desenvolvimento das faculdades mediúnicas, desde que se trata de fenômenos psicopatológicos prejudiciais ao indivíduo. O médium deve ser considerado como uma personalidade anormal, predisposto a enfermidades mentais, ou já portador de psicopatias crônicas ou em evolução. As práticas mediúnicas são prejudiciais à saúde mental da coletividade, retardando o tratamento dos pacientes, que muitas vezes chegam as mãos de um médico com enfermidade já cronificada. O espiritismo põe em evi-

---

[106] *Ibidem.*
[107] *Ibidem.*

dência enfermidades mentais preexistentes e desencadeia reações psicopatológicas em predispostos. São convenientes medidas que visem evitar a prática de atividades médicas e terapêuticas por se tratar de contravenção, proibida pelas leis sanitárias, que só reconhecem ao médico com diploma devidamente registrado nos órgãos competentes o direito de tratar pessoas doentes.[108]

Eleito membro da Academia Nacional de Medicina em 1928, o médico Leonídio Ribeiro afirmava que várias das atitudes criminosas e delírios mentais eram de responsabilidade do Espiritismo, além de possivelmente ser causador de histeria contagiosa. Foi a partir dessa visão que o psiquiatra considerava a propagação do kardecismo um "crime contra a saúde pública".[109] Para ele, o Espiritismo era uma mal social que precisava ser combatido, já que provocaria distúrbios mentais ou agravaria doenças psíquicas já presentes nos indivíduos. Nesse sentido, o médico propunha uma operação conjunta de instituições médicas, policiais e midiática com o objetivo de combater o "mal social" que era o Espiritismo. Caberia aos jornalistas evitar e recusar divulgações de informações referentes ao Espiritismo, e os policiais, por sua vez, deveriam fechar os centros espíritas e enviar os médiuns ao Hospital Nacional de alienados, a fim de que estes passariam por observação médica e, se considerados loucos, seriam internados e devidamente tratados. Já os chamados "charlatões" deveriam ser presos, pois representariam um perigo social.[110]

O médico Leonídio Ribeiro ainda afirmava, segundo o sociólogo Claudio Gama, que "o médium é um mitomaníaco que, sem capacidade de perceber a 'multiplicidade do eu', a interpreta como possessão espiritual", além de que o fato de se comunicar com os desencarnados, ou seja, os mortos, deveria ser interpretado como um complexo emotivo evidente de perturbação. Ele classificava os acometidos pelas perturbações mentais advindas do Espiritismo em dois grupos: a) indivíduos predispostos e sujeitos aos delírios espíritas; e b) piromaníaco depressivos que desenvolveriam males mentais de qualquer modo, contudo o Espiritismo seria o estopim das perturbações. Segundo Leonídio Ribeiro são diversos os espíritas: 1) predispostos hereditários às perturbações psíquicas que teriam fé intensa nos delírios acometidos por espíritos; 2) predispostos portadores de con-

---

[108] *Ibidem.*
[109] GAMA, Cláudio Murilo Pimentel. *op. cit.* p. 225.
[110] *Ibidem*, p. 252.

dições esquizoides; 3) histéricos e sonâmbulos, de maioria feminina; e 4) os psicóticos que teriam o Espiritismo como causa em si da loucura.[111]

O historiador Emerson Giumbelli fez uma análise da obra "O espiritismo no Brasil: contribuições ao seu Estudo Clínico e Médico-legal" publicada em 1931 pelos médicos Leonídio Ribeiro e Murillo de Campos, cuja temática foi dividida de modo a descredibilizar o Espiritismo. Para tanto, o primeiro passo dos médicos foi explicar cientificamente os fenômenos classificados como espíritas, depois tentam convencer o leitor que seria o Espiritismo fator de alienação mental e, por fim, os médicos chamam atenção para os danos causados pela prática do Espiritismo à saúde mental dos indivíduos. O historiador afirmou que os médicos acreditavam que o fenômeno seria uma "forma moderna de magia, definida pelo apelo ao sobrenatural. Por consequência, várias práticas baseadas em rituais de mediunidade seriam espíritas – portanto, englobando de kardecistas a tradições africanas".[112]

Portanto, assim como a Medicina embasada no Espiritismo e fundamentada por Bezerra de Menezes acusava os psiquiatras laicos de não considerarem os efeitos da obsessão espírita no diagnóstico da loucura, de modo que os espíritas advogavam para si certa cientificidade, esses mesmos médicos laicos responsabilizavam o Espiritismo por boa parte dos casos de patologia mental. Uma vez levantado o confronto no que diz respeito ao diagnóstico da loucura, esse embate também privilegiou as formas de tratamento daqueles acometidos por tal fenômeno.

---

[111] RIBEIRO, Leonídio e CAMPOS, Murillo de. **O Espiritismo no Brasil**. Contribuição ao seu Estudo Clinico e Médico-legal. São Paulo: Cia Editora Nacional, 1931, passim.
[112] GIUMBELLI, Emerson. **O cuidado dos mortos...**, *op. cit.* p. 205-208.

# CAPÍTULO 3

## DAS POSSIBILIDADES DE CURA E DO RETORNO À VIDA SOCIAL

> Não me incomodo muito com o Hospício, mas o que me aborrece é essa intromissão da polícia na minha vida. De mim para mim, tenho certeza de que não sou louco; mas devido ao álcool, misturado com toda espécie de apreensões que as dificuldades da minha vida material há seis anos me assoberbam, de quando em quando dou sinais de loucura: deliro.[1]

Em 25 de dezembro de 1919, Lima Barreto foi, aos 38 anos e pela segunda vez, internado no Hospício da Praia Vermelha. Também conhecido como Hospital Nacional de Alienados, a instituição o teve como paciente até o dia 02 de fevereiro do ano seguinte. Foi nesse período que Lima Barreto escreve, de forma improvisada por meio de jornais e folhas avulsas fornecidas por parte da equipe médica, um diário sobre o cotidiano e o contexto no qual se encontrava a entidade.[2] Nomeado como *Diário do Hospício*, os escritos deram luz a uma narrativa factual de forma que o ambiente hospitalar, bem como sua população, composta por médicos, enfermeiros, guardas e, principalmente, pacientes foram privilegiados nas observações do escritor.

Afonso Henriques de Lima Barreto nasceu em 13 de maio de 1881. Foi jornalista e escritor, tendo publicado vários romances, sátiras e, principalmente, textos em periódicos populares da época. O autor de obras clássicas como *O triste fim de Policarpo Quaresma* e *O homem que sabia javanês* faleceu em 01 de novembro de 1922.[3]

Já nas primeiras anotações, Lima Barreto aponta que a polícia era utilizada como instrumento responsável pelo encaminhamento de supostos doentes mentais à instituições de tratamento, ao ponto que aqueles tidos como anormais ou delinquentes e que representavam perigo para a sociedade ainda eram ligados à ideia de crime.

---

[1] BARRETO, Lima. **Diário do Hospício; O cemitério dos vivos**. São Paulo: Companhia as Letras, 2017.

[2] BOSI, Alfredo. **Prefácio – O cemitério dos vivos: testemunho e ficção**. *In*: BARRETO, Lima. Diário do Hospício; O cemitério dos vivos. São Paulo: Companhia as Letras, 2017, p. 7-8.

[3] *Ibidem, passim.*

A descrição feita por Lima Barreto em seu diário nos permite ter uma ideia de qual era a realidade dos indivíduos internados em instituições psiquiátricas brasileiras durante as primeiras décadas do século XX. Em meio a observações acerca da estrutura do hospício, como quantidade de pavilhões e divisão dos internos, além da rotina dos pacientes e a interação com os funcionários, entre médicos e enfermeiros, o jornalista apresentou uma das principais características das instituições totais[4]: a sujeição compulsória do internado a uma rotina pré-determinada. Desse modo, o internado seria submetido "a uma série de rebaixamentos, degradações, humilhações e profanações do eu. O seu eu é sistematicamente, embora muitas vezes não intencionalmente, mortificado".[5] Lima Barreto, portanto, descreveu o processo de internação no Hospital Nacional de Alienados e destacou as diversas mutilações do eu, representadas, segundo o autor, pelo despojamento de suas vestimentas, substituída pelo uniforme isento de calçado e pela ambientação compulsória à rotina da instituição.

Embora a vida e os escritos de Lima Barreto sejam importantes para entendermos o panorama da internação de sujeitos indesejados e/ou acometidos pela loucura no início do século XX, nosso interesse nesse capítulo é analisar as formas que essas instituições de tratamento foram estruturadas, tal qual suas possíveis estratégias de tratamento, privilegiando o debate pelo campo do conhecimento psiquiátrico entre médicos adeptos ao Espiritismo e não adeptos.

## 3.1. Quando a internação é realidade: os modelos das instituições psiquiátricas

> Maria seguiu com as outras mulheres por um corredor tenebroso, e no final entrou em um dormitório coletivo onde as guardas recolheram as mantas e começaram a repartir as camas. Uma mulher diferente, que Maria achou mais humana e de hierarquia mais alta, percorreu a fila comparando uma lista com os nomes que as recém-chegadas tinham escrito

---

[4] Na sua obra "Manicômios, prisões e conventos", Erving Goffman chama de instituição total "um local de residência e trabalho onde um grande número de indivíduos com situação semelhante, separados da sociedade mais ampla por considerável período de tempo, levam uma vida fechada e formalmente administrada". Ver: GOFFMAN, Erving. **Manicômios, Prisões e Conventos.** 7. ed. São Paulo: Perspectiva, 2001, p. 11.

[5] GOFFMAN, *op. cit.*, p. 24.

num cartão costurado no sutiã. Quando chegou na frente de Maria surpreendeu-se que ela não levasse a identificação.
- É que só vim telefonar - disse Maria.[6]

A história fictícia de Gabriel García Marquez narrou um dos diversos episódios que ocorreram no mundo e no Brasil no início dos debates sobre o conhecimento psiquiátrico: pessoas subjugadas às internações sem nenhum tipo de critério para fazê-lo. Maria, uma mulher mexicana que vivia em Barcelona, depois que seu carro estragou em uma das estradas da Espanha e a fim de fazer um telefonema para informar o ocorrido a seu marido, pegou carona em um ônibus e acabou dentro de um hospício, onde foi internada sem ter um diagnóstico de internação.

Foi a partir desses aspectos que vários discursos se instauram no Brasil no início do século XX. O diagnóstico dos pacientes, a busca por um lugar ideal de tratamento e até mesmo os melhores modelos de assistência tomaram força nas discussões psiquiátricas na tentativa de organizar a terapêutica dos alienados. Dentre esses debates, o legislativo nos é caro, pois possibilita a compreensão dos atores sociais envolvidos nessas decisões de estruturação e os argumentos daqueles que trabalhavam inseridos no mundo da loucura.

Para tanto, Márcia Pazin ressalta a leitura e a análise dos decretos, projetos de lei e atas de debates parlamentares devendo ser feitas a partir de questionamentos sobre o contexto de construção e tramitação desses documentos, levando em conta o espaço social em que foram produzidos e a observação da estrutura e funcionamento da instituição produtora. Além do mais, a historiadora apresenta um "Glossário de formatos, espécies e tipos documentais da Assembleia" que constam verbetes com as definições dos tipos documentais e o histórico de utilização de cada um dos termos.[7]

O Decreto[8] n° 1132, de 22 de novembro de 1903, como mencionado no primeiro capítulo do presente livro, foi o primeiro ato legislativo brasileiro que privilegiou os patológicos mentais. Sancionada pelo presidente

---

[6] MÁRQUEZ, Gabriel García. **Só vim telefonar**. *In*: MÁRQUEZ, Gabriel García, Doze Contos Peregrinos. Rio de Janeiro: Record, 1992, p. 44.

[7] PAZIN, Marcia. **Produção Documental do Legislativo no Império – Gênese e Tipologia**: O Caso da Assembleia Legislativa Provincial de São Paulo (1835-1889). Dissertação (Mestrado em História Social). Faculdade de Letras e Ciências Humanas/ Universidade de São Paulo, São Paulo, 2005.

[8] Decreto é, segundo glossário de Pazin, "um ato administrativo que pode ser expedido pelos poderes Judiciário, Legislativo, ou Executivo, com força obrigatória, destinado a assegurar ou promover a ordem política, social, jurídica ou administrativa, podendo ainda ter por objetivo regulamentar uma lei, fixar normas administrativas, nomear, promover ou demitir funcionários". Ver: PAZIN, *op. cit.*, p. 113.

Rodrigues Alves e pelo ministro da Justiça e Negócios Interiores, José Joaquim Seabra, a legislação determinava que indivíduos que apresentassem patologias psíquicas desde a formação do feto e/ou adquirida ao longo da vida deveriam ser tratados pelo Estado, uma vez que comprometeriam o ordenamento público e a segurança social. Observamos ainda a preocupação sobre os bens do alienado, de maneira que no artigo 4º do referido decreto encontra-se:

> [...] salvo o caso de sentença, no qual logo será dada curatela aos alienados, a autoridade policial providenciará, segundo as circunstâncias, sobre a guarda provisória dos bens deste, comunicando imediatamente o fato ao juiz competente, a fim de providenciar como for de direito.[9]

Outro ponto que chama atenção é a proibição da permanência de alienados em cadeias públicas, exceto para estados que não possuíssem "manicômios criminais, os alienados delinquentes e os condenados alienados somente poderão permanecer em asilos públicos, nos pavilhões que especialmente se lhes reservem"[10], o que demonstra uma preocupação com destino desses indivíduos.

A legislação também privilegiou exigências para a manutenção das instituições de tratamento dos alienados. O artigo 13º prevê que essas entidades deveriam ser administradas por profissionais considerados habilitados, além destes terem que residir nos respectivos estabelecimentos. No mesmo artigo, as instituições deveriam funcionar em prédio adequado que tornasse possível a prática de exercícios dos internos ao ar livre, bem como possuir seções e/ou pavilhões para que os alienados pudessem ser separados de acordo com gênero e pela natureza da patologia mental. Junto a essa estruturação física e administrativa das entidades, o decreto também privilegia, no artigo 20º, especialidades no tratamento mental como médicos alienistas, pediatras, médicos para o caso de doenças infecciosas, ginecologistas, dentistas, farmacêuticos e chefe dos serviços *kinesotherapicos*[11], e também funcionários que cuidariam de questões administrativas como

---

[9] BRASIL. **Decreto de Lei Federal n. 1.132, de 22 de dezembro de 1903**. Legislação Informatizada. Disponível em: https://www2.camara.leg.br/legin/fed/decret/1900-1909/decreto-1132-22-dezembro-1903-585004-publicacaooriginal-107902-pl.html. Acesso em: 13 de mai. de 2023, s/p.

[10] *Ibidem*.

[11] Alguns estudos apontam que o termo faça referência ao tratamento por meio da "Cinesioterapia", que consiste em tratamento para mitigar dores musculares, corrigir postura e outros benefícios de mobilidade. Para mais informações ver: MARQUES, Amélia Pasqual., SANCHES, Eugênio Lopes. Origem e evolução da fisioterapia: aspectos históricos e legais. **Fisioterapia e Pesquisa**. Universidade de São Paulo, 1(1): 5-10, jul./dez., 1994.

escriturários, porteiros e almoxarifes. A legislação prevê ainda punições para àqueles que entrarem em desacordo com o novo regimento.

Por fim, o que mais chamou a atenção foi a formação de uma Comissão de Inspeção composta por um procurador da República, um curador de órfãos e de um profissional de reconhecida competência, responsável pela fiscalização de todos os estabelecimentos de alienados, públicos e particulares, existentes no país. A fiscalização nas instituições de alienados já aparecia no Decreto n° 10.244, de 31 de maio de 1889, que criou o "Conselho de Assistência para a Casa do São José, Colônia de São Bento e Asilo do Conde de Mesquita"[12], órgão este que foi um "embrião" para a Assistência Médica e Legal de Alienados[13] que surgiu com o advento da República, entretanto não destrinchou sobre a composição e devidas competências desse conselho. Todos esses pontos elencados demonstram uma tentativa do governo em controlar as práticas de internação dos alienados.

O regimento federal de 1903 foi resultante de um Projeto de Lei[14] do mesmo ano, n° 316. Esse Projeto de Lei, por sua vez, foi consequência de um inquérito instalado pelo Governo Federal em 1902, cujo parecer ficou sob responsabilidade da Comissão de Instrução e Saúde Pública (CISP). Nesse evento, a comissão investigou um grande desfalque na receita do Hospício Nacional de Alienados situado no Rio de Janeiro e que tomou as redações de jornais daquele ano. Segundo José Saiol, "o escândalo de 1902", que é repetido "pela historiografia e detalhadamente estudado por Azevedo (2012)", refere-se a um grande desfalque nas contas do Hospício Nacional de Alienados na capital federal, que foi divulgado nos jornais diários. Sua influência significativa levou o governo central a iniciar uma investigação, com uma comissão de inquérito, que, "após a apresentação de seus relatórios,

---

[12] BRASIL. **Decreto de Lei Imperial n. 10.244, de 31 de maio de 1889**. Legislação Informatizada. Disponível em: https://www2.camara.leg.br/legin/fed/decret/1824-1899/decreto-10244-31-maio-1889-542521-publicacaooriginal-51581-pe.html. Acesso em: 13 de mai. de 2023, s/p.

[13] A Assistência Médica e Legal de Alienados foi criada a partir do Decreto n° 206-A, de 15 de fevereiro de 1890 e tinha como objetivo "socorrer os enfermos alienados, nacionais e estrangeiros, que necessitassem de auxílio público, bem como os que, mediante determinada contribuição, dessem entrada em seus hospícios". Ver: BRASIL. **Decreto de Lei Federal n. 206-A, de 15 de fevereiro de 1890**. Legislação Informatizada. Disponível em: https://www2.camara.leg.br/legin/fed/decret/1824-1899/decreto-206-a-15-fevereiro-1890-517493-publicacaooriginal-1-pe.html. Acesso em: 13 de mai. de 2023, s/p.

[14] Projeto de lei é uma "proposta escrita de uma norma que deve ser apresentada a uma câmara ou assembleia legislativa para ser discutida e votada, e posteriormente, transformada em lei". PAZIN, *op. cit.*, pp.124.

daria origem às comissões de inspeção criadas pela Lei n. 1132 de 1903, que reorganizou a Assistência aos Alienados".[15]

A devida investigação tomou lugar na Câmara dos Deputados em 23 de novembro de 1903, a qual o relator da Comissão de Instrução e Saúde Pública, João Carlos Teixeira Brandão, apresentou um parecer[16] acompanhado do Projeto de Lei n° 316 de 1903 e que já tinha sido submetido em primeira versão no dia 31 de agosto do mesmo ano. As discussões do parecer apresentavam observações do presidente da República, Rodrigues Alves, para a "decretação das providencias necessárias para que possa ser reorganizada a Assistência a Alienados e levados a efeito os melhoramentos materiais que são de mister para a boa execução do mesmo serviço".[17]

A insistência do Conselho de Instrução de Instrução e Saúde Pública na homologação de uma lei que reorganizasse a situação dos alienados no Brasil aparece em todo o documento. No parecer, há certa urgência para o Estado entender esses indivíduos a partir de então como sujeitos de direito. A narrativa do parecer discorre sobre a possibilidade de abusos ou "sequestros" os quais doentes mentais poderiam sofrer, especialmente em casas de saúde ou asilos privados, que são classificados no documento como "estabelecimentos industriais".[18] Como argumento da possibilidade desses abusos, o documento recorre a experiências estrangeiras, citando casos da Bélgica, da França, da Itália e da Inglaterra[19], para assim jogar luz sobre a necessidade de uma legislação que resguardasse os direitos das pessoas alienadas, ou ao menos mitigasse a violação desses direitos.

De modo a privilegiar que esses excessos não venham a acontecer, o documento do conselho também levanta questões acerca da admissão e saída de indivíduos nas entidades asilares:

> [...] a Assistência é destinada ao tratamento e á reclusão dos alienados, em estado agudo da moléstia, ainda curáveis; e á reclusão, unicamente, dos que, apesar de incuráveis, continuem agitados e por essa circunstância não possam permanecer em liberdade ou no seio das famílias. É até por esse

---

[15] SAIOL, José Roberto Silvestre. **Debate legislativo sobre a assistência psiquiátrica na Primeira República**. Epígrafe, São Paulo, v. 6, n. 6, p. 15-41, 2018, p. 20.

[16] Tomadas de decisões são fundamentadas a partir de uma opinião técnica ou científica sobre algum ato, que chamamos de "parecer". PAZIN, **op. cit.**, pp. 152.

[17] Anais da Câmara dos Deputados, doravante ACD, Nov. v. 8, 1903, p. 804.

[18] *Idem.*, p. 806.

[19] Apesar de reconhecer a importância da análise comparativa com esta legislação internacional, não foi possível realiza-la nos limites deste trabalho.

caráter que a Assistência se distingue dos estabelecimentos de caridade.[20]

Interessante notar que a narrativa acima exclui os inválidos ou mendigos, muitas vezes conduzidos pela polícia, da gama de público-alvo das instituições asilares, pois, a assistência a estes caberia aos estabelecimentos de caridade.

Por fim, a comissão discorre sobre a internação de estrangeiros. Para os membros do Conselho de Instrução e Saúde Pública, os cuidados com estrangeiros doentes mentais não deveriam ser encargos do poder público brasileiro, sendo que o Estado deveria, assim como ocorria em outros países, repatriar esses sujeitos e solicitar indenização pelas despesas causadas pelo alienado.

Ainda na sessão de 28 de novembro de 1903, os parlamentares discutiram sobre a competência do Congresso Nacional em legislar sobre a internação de alienados e a administração de seus bens. A discussão se encerra atribuindo ao Governo Federal o serviço "em tudo quanto interesse à pessoa e à fortuna dos alienados contra as possíveis explorações de seu infortúnio"[21] e, finalmente, organiza o serviço no Distrito Federal, que aponta para possíveis revisões no Projeto de Lei nº 316 de 1903 quanto aos gastos da receita pública em relação aos tratamentos e cuidados com os alienados da República.

A partir da discussão acima discorrida, é possível compreender que o ano de 1903 inaugurou transformações na assistência médica mental, pelo menos quando pensamos e analisamos a esfera legislativa. Dias antes do Decreto Federal de 22 de dezembro, na sessão parlamentar de 03 de dezembro do mesmo ano, é levantada uma terceira discussão acerca do Projeto nº 316. A narrativa se dá sobre um erro nos valores de vencimentos em uma tabela orçamentária destinada às várias esferas do cuidado da mente como estrutura das intuições, contratação de profissionais e manutenção cotidiana dos estabelecimentos. Apesar de rápida, a discussão parece evidenciar uma certa urgência na promulgação da lei que reorganiza o serviço de assistência aos alienados, ainda mais quando levamos em consideração a rapidez da tramitação e aprovação do projeto enquanto lei no final de 1903.

O Decreto Federal de 1903 passou a fundamentar a reorganização do pensamento psiquiátrico do início do século XX, em que os médicos

---

[20] ACD, Nov. 1903, pp. 807.
[21] ACD, Nov. 1903, pp. 808.

conseguiram formular melhor os métodos de tratamento da loucura e até mesmo os modelos institucionais. A base da criação e reestruturação dos estabelecimentos asilares a partir de então se dá em torno das exigências e do regimento imposto pelo decreto. Fato este que mudará em 1927 com um novo decreto que reorganiza a "Assistência a Psicopatas no Distrito Federal", esse comandado pelo deputado e médico Afrânio Peixoto.

Foi nesse sentido que diversos médicos se dedicaram a pensar os melhores meios de terapêutica e profilaxia da loucura. A criação da Sociedade Brasileira de Psiquiatria, Neurologia e Medicina Legal circunda esse contexto. Fundada em 17 de novembro de 1907 durante uma reunião da Academia de Medicina, no Rio de Janeiro, o grupo formado por 40 médicos[22] tinha como objetivo trabalhar para a difusão dos estudos da Psiquiatria e Neurologia, a fim de propagar a melhoria nos tratamentos dos alienados.[23]

Dentre esses médicos, destaca-se Juliano Moreira, responsável por estruturar as características das entidades de tratamento mental no Brasil.

Juliano Moreira, em 1909, escreveu um relatório que foi apresentado no 4º Congresso Médico Latino-Americano. O objetivo desse relatório foi trabalhar as melhores formas, aos olhos do diretor do Hospital Nacional de Alienados, para tratar os doentes da mente. Segundo o médico, o relatório tratava as questões relacionadas à assistência a alienados, com o intuito de batalhar em prol destes. O autor colocou que, em seu gosto particular, preferia que a assistência brasileira estivesse na fase de cuidar do problema da transmissão das doenças mentais – hereditariedade - mas que ainda assim, era preciso pensar na estrutura das instituições que atendiam esses indivíduos.

Juliano Moreira salientou que não faz parte do seu objetivo a história da assistência aos alienados no Brasil, mas sim mostrar o papel do Estado e da coletividade nessa problemática social. O psiquiatra defendeu formas distintas de cuidar dos loucos da República, apesar de defender a todo tempo a modernização das instituições asilares e se inspirar no modelo de Hospital Colônia existente na Alemanha, nomeada pelo médico de "civilização moderna".

---

[22] Dentre os médicos da Sociedade Brasileira de Neurologia, Psiquiatria e Medicina Legal, destacam-se nomes como os de: Miguel Couto, Juliano Moreira, Fernandes Figueira, Carlos Eiras, Afrânio Peixoto, Miguel Pereira, Carlos Seidl, Ulysses Vianna Filho, Antonio Austregésilo.

[23] CERQUEIRA, Ede Conceição Bispo. A Sociedade Brasileira de Neurologia, Psiquiatria e Medicina Legal e o seu papel na institucionalização da Psiquiatria (1907-1928). **Anais eletrônicos do XXVII Simpósio Nacional de História ANPUH 2013**. Disponível em: http://snh2013.anpuh.org/resources/anais/27/1364941724_ARQUIVO_TextocompletoAnpuh2013Ed e.pdf. Acesso em: 22 de mai. de 2023.

Segundo o diretor, os modelos e lugares de assistência aos loucos existentes no Brasil são: a) asilo fechado, quando possível modernizado; b) asilo de portas abertas; c) colônia agrícola anexa aos anteriores; d) colônias familiares anexas ao asilo; e) colônias familiares perto do asilo; f) colônias familiares independentes; g) aldeia de alienados; h) tratamento em domicílio desde o início da loucura; e i) tratamento em domicílio em seguida da alienação.

O médico previu a extinção do asilo fechado para dar lugar ao hospital urbano com ala para tratamento imediato de casos agudos, uma vez que aquele que "enlouquece tem tanto direito de socorros urgentes quanto o que fatura uma perna, ou recebe uma bala"[24]. Assim, o autor proclama o fato de que quanto maior a cidade, mais ela necessitaria de um hospital urbano para tratamento mental. Nesse momento, o médico mencionou a assistência na Alemanha de Emil Kraepelim, informando que naquele país os hospitais das faculdades de Medicina também ofereciam tais tratamentos.

Desse modo, toda cidade de mais de 50.000 habitantes teria o dever de manter seu hospital urbano com número proporcional de leitos. Contudo, quando não pudesse, deveria fazer uso de uma ala especializada no hospital geral. O hospital urbano quando comportasse mais de 30 pacientes deveria fazer o tratamento de maneira separada em pavilhões. A partir desse ponto, o autor descreveu as maneiras pelas quais os alienados devem ser tratados: vigilância contínua aos doentes, boa instalação, separação dos pavilhões para cada tipo de psicopatia – recém-admitidos, agitados, propensos ao suicídio, etc.

Após ampla defesa e divulgação do bom trabalho que estava sendo feito na Europa, sobretudo na Alemanha, o médico deu início a como deveria ser dividido o hospital/manicômio para um melhor tratamento de alienação. O primeiro passo seria distanciar o máximo possível as entidades assistenciais das prisões da época. Então, começa-se a pensar na divisão das instituições em pavilhões de tratamento com cerca de 15 a 40 doentes de acordo com a natureza de suas psicopatias. Além de se fazer uso do método de similaridade das doenças, seria preciso que o lugar de tratamento fosse agradável e o mais parecido possível com a cidade, com o intuito de que os pacientes sentissem familiaridade com o local. Obviamente, Juliano Moreira

---

[24] MOREIRA, Juliano. Quaes os melhores meios de assistência aos alienados? **Arquivos Brasileiros de Psiquiatria, Neurologia e Medicina Legal**, 1-2, ano VI: 373-396, Rio de Janeiro, 1909, p. 377.

estaria tratando da cidade que está em seus olhos, ou seja, da cidade de sua realidade. Para o psiquiatra, seria necessário que o hospital chegasse o mais próximo dessa realidade, seja lá qual era a realidade dos seus olhos, mas é evidente que não se transmitia a vivência e/ou realidade daqueles que viviam à margem. O ponto a se questionar aqui é sobre a capacidade do hospital em performar ou se aproximar de todas as realidades que tangenciavam seus pacientes, o que nos parece impossível.

Mais uma vez fazendo uso dos bons resultados europeus, Juliano Moreira salientou a importância de o médico-alienista decidir, com sabedoria, qual paciente deveria ou não gozar de certa liberdade. Aqui, é interessante refletir que a liberdade ainda sim é condicionada a reclusão do paciente, uma vez que Juliano Moreira se referia ao acesso a áreas comuns da instituição, bem como usos de zonas reservadas para o cultivo de alimentos e não para a liberdade de escolha de onde ficar/ir ou até mesmo o que vestir. Nesse ponto, o autor também defendeu o que ele chamaria de "método *open-door*"[25], já que tal método traz um significativo resultado na diminuição dos suicídios e evasão dos pacientes, pois o médico tem observado que mais vezes fogem os doentes durante a noite do que durante o dia em que as portas estão abertas.

Nesse ponto do relatório, Juliano Moreira dividiu os alienados em três grandes grupos: a) doentes atingidos de psicoses agudas e curáveis: o hospital deve dar o máximo de vigilância e cuidado médico continuado; b) alienados crónicos e incuráveis, porém validos mentalmente: devem ter o máximo de liberdade para estreitamento com a vida comum; e c) os enfermos inválidos e entravados, idiotas profundos que não podem trabalhar: ao hospital cabe dar cuidados médicos e higiênicos de maneira a suavizar a vida.

Adiante no texto, o médico abordou a separação da instituição de tratamento em pavilhões. Sendo assim, o primeiro a ser mencionado foi o Pavilhão de Tratamento e de Vigilância Contínua, que se destinaria ao grupo de pacientes curáveis e deveria comportar no máximo vinte e cinco indivíduos, sendo preciso um enfermeiro para cada cinco doentes. O Pavilhões de Transição, por sua vez, destinar-se-ia ao grupo de pacientes incuráveis que deveriam ser separados de acordo com a natureza de seus doentes, agitados ou tranquilos. Uma terceira ala do hospital seria as Villas Para os

---

[25] O "método *open-door*" faz referência a teoria de que quando oferecido um serviço de assistência bem estruturado, com boa alimentação, boas vestimentas e boas acomodações, os pacientes não teriam motivos para fugir da instituição, logo as portas do estabelecimento poderiam ficar abertas, trazendo aos pacientes certa sensação de liberdade.

Doentes Sociáveis, cujo público seria os pacientes crônicos, porém, nessa fase, os indivíduos poderiam gozar de maior liberdade, com proximidade da vida comum – casas particulares. Há também a necessidade de Pavilhões de Isolamento para Doenças Contagiosas, que se destinariam aos pacientes com doenças consideradas transmissíveis. Nesse ambiente seria preciso que tudo fosse de fácil higienização. Por fim, o Pavilhão de Doenças Cirúrgicas para atendimento dos pacientes que necessitariam, momentaneamente, de intervenções cirúrgicas em seu tratamento. O ambiente deveria conter salas de curativos e operações, além um bom laboratório de anatomia.

O psiquiatra continua seu relatório dando ênfase no sucesso da assistência aos alienados na Europa e na importância de uma assistência antes da internação, de maneira a evitá-la ao máximo, e depois da internação, de maneira que o doente não tenha que voltar a ser internado. Por fim, o auto destaca a importância de cuidar do corpo médico das instituições, ressaltando a relevância da especialidade médica psiquiátrica e a obrigatoriedade dos diretores de tais hospitais serem especialistas na área psiquiátrica – fato que só acontece com o Decreto n° 24.559, de 3 de julho de 1934.

Sendo assim, o organicismo defendido por Kraepelin, de certa forma, nas primeiras décadas do século XX, combinava uma formação positivista ainda muito em voga no Brasil. Todavia, esse pensamento organicista defendido pelos acadêmicos e também atuantes no Hospício Nacional dos Alienados encontrou oposição.

Antes de tratar a oposição que encontrou esses médicos acadêmicos do período, é válida a compreensão de quando houve uma nova necessidade de reorganização da assistência aos doentes mentais no Brasil.

Em sessão do dia 22 de outubro de 1926, a Câmara Legislativa colocou em discussão os pareceres das Comissões de Saúde e Finanças acerca do Projeto de Lei nº 218-A. A princípio, o projeto teria como objetivo reorganizar a Assistência a Psicopatas, alienados ou não, no Distrito Federal e nos estados. Foi este projeto que deu origem ao Decreto nº 5.148-A, de 10 de janeiro de 1927, regimento este que reorganiza a Assistência a Psicopatas no Distrito Federal sancionado pelo presidente Washington Luís e pelo Ministro da Justiça e Negócios Interiores Augusto de Vianna do Castello.

O parecer da Comissão de Saúde apresentou que o projeto seria uma reforma da lei de assistência a psicopatas que estava em vigor desde 1903 – fazendo referência ao decreto do mesmo ano – e teria sido apresentada pelo médico, discípulo de Juliano Moreira e também deputado, Afrânio

Peixoto. O médico foi importante para o desenvolvimento do pensamento psiquiátrico na Primeira República, além de trabalhar lado a lado com o mais importante médico a organizar os modelos assistenciais de alienados e diretor da instituição mais importante do Brasil. Afrânio Peixoto, em meio a elogios e referências à atuação de seu mestre, apontou que o fato dos recursos oficiais ao tratamento da loucura estarem cada vez mais mitigados resultou no retrocesso e estagnação do serviço de assistência psiquiátrica. O parecer destaca também que a lei estaria desatualizada em relação aos moldes modernos da profilaxia mental, o que gerava uma necessidade de reorganizar o funcionamento regular do serviço, além de trazer questões relacionadas à remuneração adequada dos funcionários ligados ao tratamento psiquiátrico, bem como a instalações adequadas a esses novos protótipos.[26]

Interessante notar que Afrânio Peixoto em 1905 publicou um artigo no primeiro volume dos *Archivos Brasileiros de Psyquiatria, Neurologia e Sciencias Affins*[27] contendo muitos elogios a Juliano Moreira e o trabalho realizado no Hospital Nacional de Alienados. No texto em questão, o médico objetivou apresentar as modificações na estrutura física do Hospital Nacional de Alienados desde a promulgação do decreto de 1903.

> Nomeado diretor do Hospício Nacional de alienados o Snr. Prof. Juliano Moreira, da Faculdade de Medicina da Bahia, procurou logo inteirar-se das necessidades da Assistência para a recompor ao grau de decência confortável e integral das aquisições que o cuidado dos insanos exige nas terras mais cultas, apresentando um plano de forma adaptado pelo Governo, presente ao Congresso Legislativo e transformado depois em realidade efetiva.[28]

O artigo de Afrânio Peixoto ainda apresentou imagens da planta do Hospital Nacional de Alienados com as modificações físicas da instituição, além de destacar as principais mudanças e aquisições feitas ao estabelecimento.

A *Unisaelectrogena – Accumuladores – Iluminação e serviços elétricos*, uma das modificações ocorridas no hospital de Nacional de Alienados, foi

---

[26] Anais da Câmara dos Deputados, doravante ACD, Out. v. 4, 1926, *passim*.
[27] Periódico fundado pelo médico Juliano Moreira e seu discípulo Afrânio Peixoto em 1905 e ligado ao Hospital Nacional de Alienados, cujo objetivo era a divulgação científica de questões relacionadas a medicina psiquiátrica e neurológica.
[28] PEIXOTO, Afrânio. Hospital Nacional de Alienados. **Archivos Brasileiros de Psyquitraia, Neurologia e Medicina Legal (RJ)**, anno I, n. 1, Rio de Janeiro, 1905, p. 106.

criada em uma área de 150 metros quadrados para afastar os perigos da iluminação a gás, como incêndios. Outro benefício com tal modificação foi a promoção de suficiência elétrica na manutenção da estrutura da entidade, podendo fazer uso mais tranquilo de eletrodomésticos de cozinha, maquinários para manutenção, iluminação das áreas comuns e, principalmente, uso de eletricidade nos gabinetes de eletroterapia (procedimento terapêutico com choque elétrico).

Já a *Cozinha a vapor e eletricidade* era um prédio novo de 250 metros quadrados que modernizava o preparo da alimentação dos pacientes do Hospital Nacional de Alienados. O prédio contava com fornos elétricos para assados, material para lavagem e higienização de legumes, verduras e frutas, bem como depósito para divisão de carnes e gerador de vapor. Dentre os produtos, alguns haviam sido importados da França (batedeira elétrica) e outros da Alemanha (fornos, grelhas, fogões e chapas). Para melhor atender o caso de doenças contagiosas, foi criado no terreno ao fundo do Hospital Nacional o *Pavilhão para doenças infecciosas intercorrentes*. A nova instalação contava com dois prédios para separar os pacientes por gênero com capacidade de 24 internos em cada. Dentre as dependências dos prédios, merecem destaques duas varadas para uma "liberdade" desses pacientes e duas enfermarias.

Outros dois pavilhões são interessantes: o *Pavilhão para epiléticos* com as mesmas características dos prédios acima e que foi criado em um terreno um pouco maior; e o *Officinas – Pavilhão Seara*, cuja estrutura foi construída no formato de um dodecágono e contava com a execução das seguintes oficinas: mecânica elétrica, carpintaria, tipografia e encadernação.

Outras construções e modificações são apresentadas para o leitor. Contudo, algumas são colocadas em via de instalação ou já instaladas. Dentre elas: a) o *Laboratório de psicologia-experimental*; b) o *Serviço Eletrotherápico*; c) o *Serviço Cirúrgico*; d) o *Serviço Kinesotherápico*; e) o *Serviço Anthropométrico e Photográfico*[29]; f) o *Serviço Balneotherápic*[30]*o*; g) o *Serviço Ophtalmologico*; h) o *serviço Odontológico*; i) o *Pavilhão-Escola Bourneville*[31]; j) a *Bibliotheca médica*; k) a *Bibliotheca dos enfermos*; l) a *Escola dos enfermeiros*; e m) o *Serviço Sanitário*.

É muito interessante notar a preocupação da nova administração do hospital em tornar o estabelecimento uma área cada vez mais estruturada e com capacidades que se equiparam com os grandes hospitais modernos das nações consideradas desenvolvidas da época, como é o caso da Alemanha.

---

[29] Destilado para identificação étnica dos indivíduos e guardar fotografias.
[30] Serviço terapêutico a partir do banho.
[31] Destinado para crianças que foram abusadas por adultos.

Afrânio Peixoto dá continuidade ao seu texto explorando uma análise da planta e apresentando a capacidade interna dos pavilhões, bem como as reformas materiais que abrangiam todo o estabelecimento, "transformando-o, reparando-o [...], assim suas dependências se estenderam em criações novas [...]. Em negro se desenha todo o pavimento reparado e renovado [...] e ainda mais as edificações novas num destaque colorido"[32]:

Figura 1 – Planta do Hospital Nacional de Alienados com indicação das reformas após Decreto de 1903

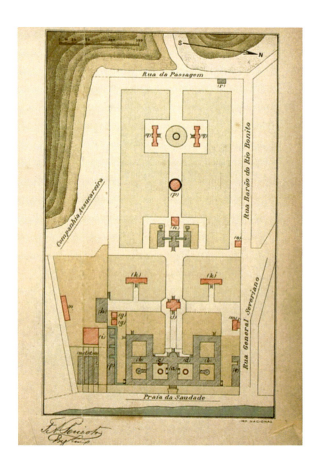

Fonte: PEIXOTO, Afrânio. Hospital Nacional de Alienados. **Archivos Brasileiros de Psyquitraia, Neurologia e Medicina Legal (RJ)**, anno I, n. 1, Rio de Janeiro, 1905, p. 108.

[32] PEIXOTO, Afrânio, *op. cit.*, p. 105.

Figura 2 – Legenda da planta do Hospital Nacional de Alienados

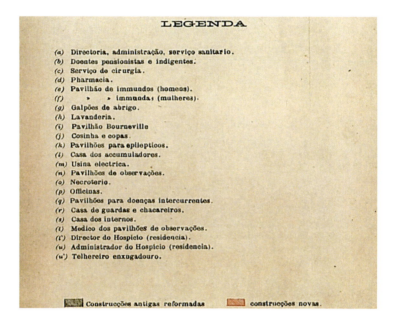

Fonte: PEIXOTO, Afrânio. Hospital Nacional de Alienados. **Archivos Brasileiros de Psyquitraia, Neurologia e Medicina Legal (RJ)**, anno I, n. 1, Rio de Janeiro, 1905, p. 107.

Ainda que esse novo modelo estabelecido a partir do decreto de 1903 tenha fundamentado a construção e renovação das entidades asilares das duas primeiras décadas do século XX, haviam instituições que pensavam o tratamento e os modelos institucionais a partir de outras perspectivas. Esse é o caso dos estabelecimentos espíritas.

## 3.2. O destino dos loucos e dos propensos à loucura segundo o espiritismo

Vários intelectuais se dedicaram na defesa do Espiritismo enquanto terapêutica da loucura, assim como na compreensão da atuação dos espíritos, de luz ou inferiores, sobre os homens, sendo o segundo grupo de espíritos responsável pelo desenvolvimento da loucura. Esse é o caso do trabalho intitulado *O fluído universal* publicado em nove partes entre os dias 15 de agosto e 15 de dezembro de 1883, sem identificação de autoria, no *Reformador*. Os textos discorrem sobre uma série de doenças desenvolvidas a partir das ações de espíritos sobre os encarnados, como epilepsia e sonambulismo, mas é na última parte que se debruça sobre as questões relacionadas ao fenômeno da obsessão com a loucura, contudo, não desconsiderando lesões físicas ao cérebro.

> Se for o cérebro a parte enferma, as impressões vindas dos sentidos serão nele alteradas e, assim comunicadas ao espírito, o arrastam a formar ideias falsas sobre o mundo físico; e se com elas quiser conformar os seus atos, praticará [ações fora da realidade], segundo o julgar daqueles que se acham em perfeito estado normal. Dá-se assim a loucura, quando o cérebro está fisicamente lesado.[33]

Em casos de lesão do cérebro, segundo o texto de 1883, não haveria possibilidade de a loucura ser intermitente, ou seja, temporária, pois os indivíduos acometidos por uma lesão cerebral somente estariam curados quando esta desaparecesse de seu cérebro. Nesse caso, o Espiritismo não desacreditava na ação da Medicina laica no tratamento, contudo haviam loucos cujo cérebro nunca passou por lesões físicas, sendo uma segunda espécie de loucura ou uma "não-loucura".

> Se examinarmos o cadáver de um infeliz que tenha sucumbido desta segunda espécie de loucura, encontraremos todos os órgãos perfeitos; o que nos leva a concluir que causa do mal não está no corpo.[34]

De modo a entender as causas de comportamentos que apontassem possíveis casos de loucura em situações em que não haveria lesões no cérebro, o texto de dezembro de 1883 chama a atenção para um fato que seria

---

[33] O fluído universal. **Reformador**, anno I, n. 25, Rio de Janeiro, 1883, p. 1.
[34] *Ibidem*.

desprezado pela ciência moderna: o mundo espiritual. Seria então pelo cérebro que aconteceria a transmissão de determinações dos espíritos que são expostas no corpo através dos sentidos, sendo o cérebro um fluido de comunicação entre encarnados e desencarnados.

> É por meio desse fluído que os espíritos se comunicam uns com os outros; é por ele que um espírito mau ou atrasado, visto que a maldade não é mais que uma manifestação de atraso intelectual e moral, pode influir sobre um outro preso a um corpo, fazendo-lhe ter sensações desagradáveis e contrárias a que seus órgãos lhe transmitem, levando-o a praticar atos que o classifiquem de louco.[35]

Segundo o Espiritismo, é interessante notar que o fato de não haver lesões no cérebro, faria com que a conduta que classificava indivíduos enquanto loucos fosse intermitente, de maneira que o sujeito acometido pelo fenômeno tenha momentos de lucidez. São nesses momentos de não influência dos espíritos malignos que o obsedado pode julgar seus defeitos e moralidade que acabam o colocando sob o julgo de desencarnados inferiores e, assim, iniciar um processo de desobsessão.

Para entender a ação desses espíritos sobre os encarnados e como combater em casos de obsessão, alguns intelectuais se debruçarão sobre as diferenças nas influências de desencarnados elevados e inferiores.

León Denis, escritor francês que dedicou parte de sua vida na propagação da doutrina espírita, escreveu *Depois da Morte* em 1889 que foi traduzida e publicada pelo periódico *Reformador* em 1893. Denis entendia ser "necessário alguma perspicácia para se distinguir a natureza dos espíritos e conhecer nas relações com eles a parte que se deve rejeitar ou conservar". Para o autor, é preciso conhecer "a árvore pelos frutos".[36] E assim o escritor diferencia os dois tipos de influência dos desencarnados:

> A linguagem e as instruções dos espíritos elevados são sempre impregnadas de dignidade, de sabedora e de caridade; elas visam o progresso moral do homem e desprendem-se de tudo que é material.

---

[35] *Ibidem*.
[36] DENIS, León. Depois da Morte. *In*: Parte Scientífica. **Reformador**, anno XI, n. 255, Rio de Janeiro, 1893, p. 4.

> As comunicações dos espíritos inferiores pecam pelos defeitos contrários; abundam em contradições e tratam geralmente de assuntos vulgares, em alcance moral; os espíritos levianos ou inferiores entregam-se de preferência às manifestações filosóficas.[37]

Estabelecidas as diferenças entre os espíritos, Léon Denis segue seu texto evidenciando a importância do kardecismo para a identificação desses dois grupos de espíritos – elevados e inferiores – e, assim, combater as influências inferiores, a fim de garantir uma sociedade ordenada que era confiada ao cristianismo.

> O espiritismo traz à humanidade um ensino proporcional às suas necessidades intelectuais; vem restabelecer em sua primitiva pureza, explicar, completar a doutrina do Evangelho [...]. [...] restabelecer todas as coisas e penetrar nos meios mais humildes como nos mais esclarecidos [...] trabalhar para a regeneração das sociedades humanas.[38]

A partir dos escritos do autor francês podemos notar o caráter de valorização da caridade pela doutrina kardecista. Essa caridade acabou por fazer com que os espíritas pegassem para si parte da tarefa de ordenança social. Como consequência, inúmeros estabelecimentos espíritas se dedicaram ao recolhimento e tratamento dos loucos e desordenados.

Contudo, para a compreensão do tratamento de comportamentos que indicavam a loucura, perpassa a identificação das causas da obsessão. Em 01 de setembro de 1904, o *Reformador* publica, na seção *Doutrina*, o texto de Amaltino, *A mediunidade e os Médiuns: causas orgânicas e obsessões por males psíquicos e morais*, cujo objetivo é entender as ações dos obsessores para assim combatê-las. Para tanto, o autor diferenciou aqueles que se diziam médiuns desenvolvidos[39] e realentes daqueles que se diziam médiuns habilidosos e, na verdade, eram médiuns doentes. No segundo grupo, para Amaltino, os espíritos encontram fácil assimilação "em virtude do estado mórbido" destes.[40] Assim,

---

[37] *Ibidem*.
[38] *Ibidem*.
[39] Para o espiritismo todos os indivíduos são médiuns, contudo será o grau de desenvolvimento da mediunidade que indicará um médium bom de um ruim.
[40] AMALTINO. A mediunidade e os Médiuns: causas orgânicas e obsessões por males psíquicos e morais. In: Doutrina. **Reformador**, anno XXII, n. 17, Rio de Janeiro, 1904, p. 268.

> N'esta emergência é que convém verificar com a máxima segurança se o suposto médium não é um doente em que o fenômeno se produz acidentalmente, mas que, sendo tratado com perseverança, deixará de ser veículo do espírito, ou se de fato é um aparelho perfeito, apto para trabalhos de tal importância.[41]

Segundo Amaltino, os indivíduos estariam acostumados a se entusiasmar quando verificavam um possível caso de mediunidade entre os membros da família ou em grupos de amigos, ao ponto que este começaria a trabalhar questões mediúnicas sem ao menos entender o que estaria passando em seu cérebro, agravando ainda mais seu estado de obsessão. Nesse caso, o correto seria o sujeito procurar um bom "médium receitista"[42], para que este pudesse verificar se seria o caso de uma habilidade ou doença em desenvolvimento. Ao sugerir um "bom médium", o autor chama atenção que existem centros espíritas que tratam esses casos sem muita orientação, agravando o caso do possível obsedado, ainda que no intuito de caridade assistencial.

> Grande parte das pessoas atacadas por enfermidades ou perturbações morais têm a infelicidade de ser dirigidas para centros desorientados, onde se pratica uma pretensa caridade, onde existe uma falsa noção da nossa doutrina, indo ali encontrar a agravação de seu mal, pois, como é intuitivo, tratando-se de um doente, quanto mais este se põe em ralação com o espírito, maior é a gravidade do perigo a que se expõe; e maior facilidade dá ao inimigo para se empolgar.[43]

São esses casos de má condução do sujeito obsedado que Amaltino acredita ser o principal motivo das acusações de médicos laicos sobre o Espiritismo ser causador da loucura. Por esse motivo deve-se "condenar a prática de certos adeptos, que teimam em discutir com espíritos por intermédio de doentes no próprio leito". Assim, é possível concluir que o autor acredita na existência de lugares mais propícios a fazer um tratamento adequado dos indivíduos acometidos por moléstias mentais. E, então, seria preciso orar para a desistência dos perseguidores e aplicar com regularidade e persistência a medicação receitada pelo "bom médium". [44]

Por último, o autor conclui que

---

[41] *Ibidem.*
[42] Médiuns que transmitem através da palavra ou escrita fórmulas médicas para o tratamento de doenças.
[43] AMALTINO, *op. cit.*, p. 269.
[44] *Ibidem.*

> É um estudo delicadíssimo o que se refere a distinção entre um médium iniciado e o obsedado em seu começo, pois só pela linguagem do espírito ou pelo caráter das suas manifestações, pela particularidade e valor dos frutos, se poderá ajuizar. [45]

Nas páginas que se seguem do mesmo número do periódico, é apresentada a história de uma jovem que teria sido acometida pela obsessão e curada a partir da doutrina espírita. A seção intitulada *Narrativas*, decorre sobre o caso da órfã Victória Fernandes Ribeiro, de 19 anos, que teria sido acometida pela loucura, revelada através de sintomas leves de epilepsia. A narrativa revela que a jovem teria sido tratada por mais de três anos entre médicos laicos da capital federal, Rio de Janeiro, e que apresentou resultados improfícuos, de modo que os espíritos inferiores zombaram da situação a qual vivenciava a garota já debilitada. Depois de regressar da capital para sua cidade natal, a garota teria passado pelo sexto médico imbuído da tarefa de curá-la; contudo, quanto mais ele tratava da jovem, mais ela piorava. Finalmente, no dia 05 de março de 1904, um desses considerados "médiuns bons" teria sido informado do caso de Victória, que se encontrava acamada desde 28 de fevereiro do mesmo ano e parecia estar próxima da morte. O médium então foi ao encontro da jovem e, no intuito de saber da gravidade e possibilidade de curá-la, perguntou a um espírito de luz já desencarnado "se ainda era curável o mal de Vitória".[46]

O texto continua com um diálogo entre o médium e o espírito desencarnado que ajudaria na cura de Victória:

> Respondeu-me: ainda.
>
> P. Apesar das minhas imperfeições poderei, guiado pelos bons espíritos, concorrer de alguma forma para sua cura?
>
> R. Podes.
>
> P. Se é possível, rogo-vos que indiqueis desde já os medicamentos convenientes.
>
> R. Preces.
>
> P. Esta vossa resposta me induz a pedir-vos certos esclarecimentos sobre a natureza da enfermidade de Victória.
>
> R. Seu mal é causado pela ação maléfica de um espírito obsessor.

---

[45] *Ibidem*, p. 270.
[46] BARBOSA, Ernesto Dantas. Notável cura espiritual. *In*: Narrativas. **Reformador**, anno. XXII, n. 17, Rio de Janeiro, 1904, *passim*.

> P. Qual o móvel da ação d'esse espírito malévolo?
>
> R. A vingança.
>
> P. Victória, na atual existência, conheceu, encarnado, o espírito que a martiriza?
>
> R. Não, mas na existência anterior; ela então fez-lhe mal; ele agora vinga-se.[47]

O autor revela que depois da conversa com o espírito desencarnado, rogou aos céus, pedindo a intervenção de Deus nas ações do espírito perseguidor. Cinco dias após a sessão, Victória estaria quase que curada por completo. Dois meses após o início dos tratamentos espíritas, a garota estaria completamente curada.[48] Resultado: segundo os espíritas, ela não estava louca, mas obsedada.

A história narrada nas páginas do boletim nos apresenta várias nuances do pensamento espírita acerca da loucura e seu tratamento: 1) os espíritas não desconheciam e/ou negavam que haviam casos de loucura em que o cérebro seria fisicamente atingido e esses casos deveriam ser tratados por meio da Medicina laica; 2) os espíritas reivindicavam para si parte da tarefa de assistência aos "acometidos pela loucura", quando essa não se tratava de lesão cerebral, já que não era loucura mesmo, apenas a obsessão que fazia com que o enfermo parecesse louco; 3) havia médiuns que, sem a devida ação instruída, poderiam agravar um caso de aparente loucura desencadeada pela perseguição de um espírito inferior a um encarnado; 4) havia médiuns considerados "bons" e com a devida instrução para receitar o tratamento e medicação daquele perseguido, a fim de se livrar do espírito malévolo; 5) ações pendentes, em vidas passadas ou não, poderiam acarretar casos de perseguição entre encarnados e desencarnados que desencadeariam a obsessão; e, por fim, 6) o tratamento correto de casos de loucura por perturbação espiritual, por meio da intervenção na ação do espírito maligno, poderia levar pessoas que sofrem desse fenômeno à cura, assim como o contrário poderia ocasionar muito sofrimento ou até mesmo a morte desses sujeitos.

Por fim, na mesma edição do *Reformador*, é possível verificar a valorização do assistencialismo e caridade pelas ditas instituições espíritas. Assim, o periódico apresenta um balanço com as doações recebidas pela Federação Espírita Brasileira para uso assistencial e os gastos feitos para esse fim.

---

[47] *Ibidem*, p. 272.

[48] *Ibidem*, passim.

É interessante notar que o aumento significativo dos estabelecimentos espíritas, cujo objetivo era o tratamento da loucura, deu-se a partir da década de 1920, uma vez que a obra póstuma de Bezerra de Menezes foi publicada e passou a organizar o pensamento psiquiátrico espírita do período e fundamentou a terapêutica das instituições

Adolfo Bezerra de Menezes, presidente da FEB em 1895 e um dos articuladores do periódico *Reformador*, escreveu um livro intitulado *A Loucura Sob um Novo Prisma*, defendendo a matriz das doenças e da insânia advindos da espiritualidade e de traumas vividos supostamente em outras reencarnações. Na literatura espírita, este personagem foi figura central para a difusão da religião espírita, sendo alguém recorrentemente evocado pelos fiéis kardecistas.

*A Loucura Sob Novo Prisma*, livro que chegou ao mercado no ano de 1920, foi anunciado como "estudo psíquico-fisiológico", publicado pela Tipografia Bohemias e, posteriormente, reeditado pela Federação Espírita Brasileira. Segundo o Bezerra de Menezes, a proposta do livro circunda a resolução das seguintes questões: a) Existe alma? Qual a sua natureza?; b) Como se relaciona a alma com o corpo?; c) Qual a origem do pensamento?; e d) Quais as relações do pensamento com o cérebro? Como é possível notar, estas são perguntas que permeiam a história da humanidade e que o médico acredita ser essencial para o objetivo de sua obra: provar a ocorrência de casos de loucura, cuja matriz do problema está no envolvimento acentuado de um espírito desencarnado sobre qualquer indivíduo.

Para chegar ao seu objetivo, Bezerra de Menezes dividiu sua obra em três partes. Na primeira parte, o médico analisou a loucura em seu princípio casual e em suas manifestações. A segunda parte foi destinada a uma análise das relações do espírito dos indivíduos com o que o autor chama de "espíritos livres do Espaço". A terceira parte, por sua vez, foi destinada a análise da loucura por obsessão, entendido aqui em comportamentos que faziam com que os indivíduos aparentassem estar loucos, dando sentido a sua causa, diagnóstico e tratamento.

Menezes trabalhou o seu primeiro capítulo na tentativa de analisar a existência da alma bem como a sua imortalidade, de modo que para uma melhor compreensão dos fatores que se seguem no livro, era preciso estabelecer algumas premissas. Pareceu prudente ao autor, apresentar hipóteses que tratavam da sobrevivência do espírito após a morte do corpo físico, tal qual a maior relevância do primeiro em relação ao segundo. Então, se não acreditar que o espírito é quem determina as condições da matéria (corpo físico), não poderia o leitor compartilhar da ideia de que a loucura pode ser fruto das perturbações da alma quando não há qualquer lesão cerebral. Assim, o autor chega ao final do primeiro capítulo tendo estabelecido ou, pelo menos, com o intuito de estabelecer, que é o indivíduo "ser de corpo e alma" e que, após o fim do primeiro, a alma sobrevive.

Kardec, por meio d'*O livro dos Espíritos*, coloca como uma das principais discussões do Espiritismo o caso da existência de perispírito. Seria o perispírito a "matéria" que liga a alma, ou seja, o corpo com o espírito.

> O laço ou perispírito, que une o corpo e o Espírito, é uma espécie de envoltório semimaterial. A morte é a destruição do invólucro mais grosseiro. O Espírito conserva o segundo, que constitui para ele um corpo etéreo, invisível para nós no estado normal, mas que se pode tornar acidentalmente visível e mesmo tangível, como sucede no fenômeno das aparições.[49]

É a partir das ações sobre o perispírito que o espírito age sobre o corpo de um indivíduo e é também a partir do perispírito que a alma traz consigo marcas das encarnações passadas. Explica-se: a teoria espírita responde, por exemplo, o porquê de uma pessoa nascer sem um membro do corpo ou até mesmo as causas e motivos de sua morte. Estaria este indivíduo destinado a sofrer consequências das suas ações nas vidas passadas, seja um furto, um homicídio ou atitude imoral.

Bezerra de Menezes, obviamente um leitor assíduo das escrituras de Allan Kardec, parte para a segunda parte do livro embasado na ideia do perispírito já mencionada. Dessa forma, o autor, com o objetivo de entender a causa da loucura quando não explicada por lesões cerebrais, salientou que todos os espíritos criados por Deus estão fadados a perfeição, tal como todos os homens são dotados de livre-arbítrio, e é assim que os homens escolhem tomar caminhos benéficos ou maléficos, determinando eles mesmos o tempo que levarão para alcançar a perfeição. Desse modo, os espíritos reencarnam quantas vezes forem preciso para sua evolução e podem estes comunicar com os vivos no que se pode chamar de intervalo de reencarnação.

A partir das desavenças e problemáticas que os homens adquirem em suas vidas, os diferentes espíritos reencarnam e mantêm vários desafetos

---

[49] KARDEC, Allan. **O Livro dos Espíritos**. Tradução de Salvador Gentile. 183 ed. Araras: IDE, 2021, p. 19

ainda desencarnados. Os desafetos desencarnados podem atuar nos inimigos encarnados para causar-lhes perturbações que ocasionam comportamentos que demonstram problemas mentais – obsessão.

Depois de estabelecida a existência do espírito, argumento do primeiro capítulo, trata o autor de explicar o destino dele.

> Os espíritos criados, assim, em identidade de condições intelectuais e morais, trazem consigo, latentes, todas as faculdades de que necessitarão para realizar sua transformação da ignorância nativa à mais alta sabedoria, e da inocência inconsciente à mais sublinhada virtude.[50]

A causa da loucura sem lesão cerebral é nomeada, pelo Espiritismo, como obsessão. A cura para esse tipo de loucura é o tratamento espiritual, portanto fundamentalmente diferente das ações defendidas pela psiquiatria laica das primeiras décadas do século XX.

Kardec explica a obsessão como:

> No número dos escolhos que apresenta a prática do Espiritismo, é preciso colocar, em primeira linha, a obsessão, quer dizer, o império que alguns Espíritos sabem tomar sobre certas pessoas. Ela não ocorre senão pelos Espíritos inferiores que procuram dominar; os bons Espíritos não impõem nenhum constrangimento; eles aconselham, combatem a influenciados maus e, se não os escutam, retiram-se. Os maus, ao contrário, agarram-se àqueles sobre os quais fazem suas presas; se chegam a imperar sobre alguém, identificam-se com sei próprio Espírito e o conduzem como uma verdadeira criança.[51]

O médico Bezerra de Menezes afirmou que quando os homens escolhem o caminho do bem, eles são submetidos a novas provas, cada vez mais exigentes, até que se tornem "espíritos de luz". Contudo, quando os homens escolhem os caminhos maléficos, os espíritos reencarnam em diferentes provações, compreendidas como oportunidades para que retomem o caminho do aprimoramento. E assim justificam-se as várias vidas na versão espírita e também na de Bezerra de Menezes: "O que caiu no estado de vida corpórea, vem reparar a falta, no mesmo estado. É por isto que as vidas múltiplas são uma necessidade".[52]

---

[50] MENEZES, Adolpho Bezerra de. **A loucura sob novo prisma**. Estudo psíquico-fisiológico. 15 ed. Brasília: Federação Espírita Brasileira, 2021, p. 100.
[51] KARDEC, Allan. **O Livro dos Espíritos**. Tradução de Salvador Gentile. 183 ed. Araras: IDE, 2021, p. 221.
[52] MENEZES, Adolpho Bezerra de. **A loucura sob novo prisma...**, *op. cit.*, p. 108.

A partir dessa perspectiva, Menezes fala que, a cada reencarnação, os espíritos esquecem experiências passadas, o que representa nova e real chance de desenvolvimento. "Assim [...] vai o espírito desenvolvendo sua perfectibilidade, vai-se aproximando do altíssimo destino humano, até chegar a Deus".[53]

Para Allan Kardec, "loucura moral" ou "psicológica" é a "perturbação da faculdade anímica" (da alma), e "não do instrumento da manifestação" (o cérebro), o que exigiria a "desobsessão". Para entender como evitar e/ou combater a obsessão, Kardec escreveu sobre os três tipos de obsessões que podem ocorrer: obsessão simples, fascinação e subjugação.

A obsessão simples aconteceria na ação de um espírito sobre um médium para que outros espíritos não possam se comunicar com o médium obsedado e, geralmente, ocorreria com médiuns com pouca experiência. Já a fascinação seria uma atuação ainda mais perigosa de um espírito sobre o médium, sendo que nesse caso, o espírito concede ao obsedado uma confiança cega que o faz perder a noção daquilo que seria ético e/ou moral. A subjugação, por sua vez, aconteceria no momento em que um espírito toma tanto controle sobre a alma, que o obsedado tem suas vontades paralisadas de tal forma que suas ações refletem ao malgrado, assim podemos dizer que este estaria sob um "verdadeiro jugo".[54]

Assim, a questão que compete ao tratamento é objeto das últimas páginas do livro de Bezerra de Menezes. O autor abordou três probabilidades. A primeira antecede o tratamento: é quando um espírito se arrepende verdadeiramente de algum mal que cometeu em vidas passadas, buscando nesse momento seguir o caminho mais correto possível. Esse esforço para o bem faz com que o mal não o alcance naquela existência, impedindo a obsessão.

Quando a obsessão já se encontra instalada no indivíduo, o tratamento está no campo da segunda e/ou terceira possibilidade. A segunda possibilidade seria quando se eleva o sentimento do obsediado, sugerindo-lhe paciência, fé e arrependimento e a terceira possibilidade seria a interferência por meio de uma ação direta com o obsessor, evocando-o, fazendo-lhe perceber as leis divinas e o mal que ele provoca a si mesmo ao permanecer ligado ao inimigo encarnado.

---

[53] MENEZES, Adolpho Bezerra de. **A loucura sob novo prisma...**, *op. cit.*, p. 111.
[54] KARDEC, Allan. **O Livro dos Espíritos**. Tradução de Salvador Gentile. 183 ed. Araras: IDE, 2021, p. 221 – 223.

Estabelecidos os tratamentos, ambos mostram que não há necessidade de casas especializadas, mas médiuns treinados e moralmente corretos.

Mesmo que publicado somente em 1920, a obra de Bezerra de Menezes já influenciava toda a rede de assistência espírita das primeiras décadas do século XX. Nesse sentido, em busca de legitimação no campo público, vários estabelecimentos de assistência psiquiátrica vinculados a instituições espíritas foram criados nesse período. Os estabelecimentos espíritas surgiram, inicialmente, como sanatórios, asilos, passando posteriormente a receberem a denominação de clínicas, abrigos e/ou hospitais, além de serem iniciados a partir de grupos espíritas que se reuniam para estudar os escritos de Allan Kardec. Exemplo disso é o Hospital Espírita Psiquiátrico Allan Kardec que, antes de alcançar o *status* de hospital, foi inaugurado em 1917 como Asilo e, posteriormente, em 1922, obteve registro de Casa de Saúde, passando a ser denominado Hospital Psiquiátrico somente na década de 1980 do século XX.[55] Após o ano de 1920, com a publicação da referida obra de Menezes que fundamentou o pensamento sobre a loucura entre os espíritas, aumentaram drasticamente as inaugurações de entidades espíritas que faziam o tratamento da mente através da crença da doutrina kardecista.

Tabela 1 – Alguns (30) Hospitais Psiquiátricos Espíritas do Brasil, fundados ou inaugurados na primeira metade do século XX, após a publicação de *A loucura sob novo prisma* de Bezerra de Menezes em 1920

| Nome da instituição | Data de fundação ou inauguração | Cidade | Estado |
|---|---|---|---|
| 01 – Casa de Saúde Allan Kardec | 1922 | Franca | SP |
| 02 – Sanatório Dr. Mariano Dias | 1926 | Barretos | SP |
| 03 – Sanatório Espírita Allan Kardec | 1930 | Araguari | MG |
| 04 – Abrigo Dr. João Viana | 1930 | Campos | RJ |
| 05 – Sanatório Espírita de Uberlândia | 1932 | Uberlândia | MG |
| 06 – Sanatório Espírita de Uberaba | 1933 | Uberaba | MG |

---

[55] LUZ, *op. cit.*, p. 100.

| Nome da instituição | Data de fundação ou inauguração | Cidade | Estado |
|---|---|---|---|
| 07 – Hospital Espírita Pedro de Alcântara | 1933 | Rio de Janeiro | RJ |
| 08 – Hospital Espírita Discípulos de Jesus | 1935 | Penápolis | SP |
| 09 – Fundação Espírita Américo Bairral | 1937 | Itapira | SP |
| 10 – Sanatório Bezerra de Menezes | 1937 | S. Ant. do Pinhal | SP |
| 11 – Hospital Espírita de Psiquiatria Bom Retiro | 1938 | Curitiba | PR |
| 12 – Hospital Espírita de Porto Alegre | 1938 | Porto Alegre | RS |
| 13 – Hospital Espírita de Marília | 1939 | Marília | SP |
| 14 – Hospital de Dementes José Dias Machado | 1942 | Ituiutaba | GO |
| 15 – Sanatório de Cáceres | 1942 | Cáceres | MT |
| 16 – Sanatório Espírita Ivan Santos Albuquerque | 1942 | Sorocaba | SP |
| 17 – Sanatório Espírita São Vicente de Paula | 1943 | Morrinhos | GO |
| 18 – Instituto Espírita Leocádio J. Correia | 1943 | Santa Maria | RS |
| 19 – Sanatório Espírita Felício Luchine | 1943 | Birigui | SP |
| 20 – Sanatório Espírita Vicente de Paulo | 1944 | Ribeirão Preto | SP |
| 21 – Sanatório Espírita Eurípedes Barsanulfo | 1947 | Goiânia | GO |
| 22 – Sanatório Espírita Homeopata Vegetariano | 1947 | Campina Grande | PB |
| 23 – Sanatório Antônio Luiz Sayão | 1948 | Araras | SP |
| 24 – Instituto Beneficente Nosso Lar | 1949 | São Paulo | SP |

| Nome da instituição | Data de fundação ou inauguração | Cidade | Estado |
|---|---|---|---|
| 25 – Sanatório João Evangelista | 1949 | São Paulo | SP |
| 26 – Hospital Psiquiátrico Allan Kardec | 1949 | Manaus | AM |
| 27 – Hospital Espírita André Luiz | 1949 | Belo Horizonte | MG |
| 28 – Casa Espírita Apóstolo Simão Pedro | 1949 | São Paulo | SP |
| 29 – Sanatório Espírita de Anápolis | 1950 | Anápolis | GO |
| 30 – Sociedade Beneficente Paulo de Tarso | 1950 | Rondonópolis | MT |

Fonte: LUZ, Nadia. **Ruptura na história da psiquiatria no Brasil:** espiritismo e saúde mental (1880-1970). Franca: Unifran, 2006, p. 97 e 98.

A partir da tabela, podemos notar que de certo modo, ainda que sem o aval dos psiquiatras laicos, a Medicina espírita encontrou caminhos e espaço na sociedade brasileira, uma sociedade que procurava um ordenamento e uma explicação para àqueles desajustados da modernidade. É interessante notar o aumento expressivo de instituições ligadas ao kardecismo, o que nos permite inferir certa consolidação desse pensamento. Obviamente, que o desenvolvimento da Ciência e da Medicina trouxe explicações novas para o fenômeno da loucura e dos males que afetam a mente dos indivíduos e, consequentemente, estabeleceu tratamentos mais modernos e adequados para esses casos, vide a Reforma Psiquiátrica[56] consolidada no Brasil na década 1970.[57] Contudo, não é possível deixar de mencionar o papel importante dos espíritas para o desenvolvimento, mesmo que primário, da preocupação com o lugar dos indivíduos acometidos pela loucura, pois a caridade, virtude essencial na doutrina espírita, tangenciou a ação desses estabelecimentos que, em muitos, funcionam até os dias de hoje.

---

[56] A reforma Psiquiátrica iniciou-se na Itália através do psiquiatra Franco Basaglia e chegou ao Brasil ainda na década de 1970. O movimento pela reforma psiquiátrica buscou a reorganização das estruturas administrativas da psiquiatria e, principalmente, transformações qualitativas no modelo de saúde e tratamento psiquiátrico. Ver: AMARANTE, Paulo. **Loucos pela vida**: a trajetória da reforma psiquiátrica no Brasil. Rio de Janeiro: FIOCRUZ, 1995.

[57] Vale pontuar que compreendemos a importância da Reforma Psiquiátrica para a consolidação de um saber mais homogêneo sobre as causas e tratamentos das doenças mentais, o que acabou por firmar o encerramento desse confronto entre médicos espíritas e laicos que já se apresentava em fase final durante a década de 1930. Contudo o interesse desse trabalho não circunda analisar tal evento.

As instituições psiquiátricas espíritas originaram-se como asilos, casas de saúde e sanatórios, de modo que adquiriram, posteriormente, o *status* de hospitais, casas de repouso, abrigos e/ou clinicas. Interessante notar que todas as iniciativas espíritas de institucionais para a medicalização surgiram em grupos e/ou sujeitos que apoiavam as ideias de assistencialismo fundadas em Allan Kardec. Com o passar do tempo, essas entidades compravam ou alugavam espaços que comportassem os desprivilegiados sociais que necessitassem de asilo.

# CONSIDERAÇÕES FINAIS

Colocar em evidência a disputa entre médicos laicos e médicos adeptos ao Espiritismo acerca do conhecimento do fenômeno da loucura, suas causas, sintomas, tratamentos e até mesmo o destino daqueles considerados loucos no Brasil entre 1883 e 1927 nos ajuda a compreender parte da ordenança social vigente no país. O período se justifica por ser o momento de maior produção desses dois grupos por pensar o louco para além dos males mentais, mas também como um desajustado da nova ordem social, a Modernidade.

Das perguntas que circundaram e tangenciaram este livro, merece destaque: 1) como as práticas de tratamento mental chegaram no Brasil?; 2) o que era considerado loucura no Brasil da segunda metade do século XIX e início do XX?; 3) quais as primeiras instituições psiquiátricas brasileiras?; 4) Como o discurso espírita chegou nas práticas de tratamento da loucura?; 5) quais os modelos de instituições psiquiátricas brasileira do período?; 6) como o discurso espírita foi recepcionado pelos médicos laicos?; e 7) em que momento o debate entre espíritas e não espíritas perdeu forças? Para responder as indagações descritas acima, fez necessário a separação dos capítulos que aqui foram apresentados.

*O nascimento da loucura enquanto problema da modernidade* demonstrou que alguns comportamentos não mais eram tolerados em meio a uma sociedade moderna. Além de pensar esses comportamentos tidos como inadequados, entender o momento em que os médicos passaram a reivindicar, em nome da Medicina, o cuidado com a loucura e não mais deixar atribuído à esfera do assistencialismo, foi fundamental para o estudo desenvolvido. Essa reivindicação permitiu o surgimento dos primeiros estabelecimentos para alienados – que depois seriam chamados de instituições psiquiátricas – no Brasil. Com o advento do Espiritismo e sua valorização à caridade, a doutrina kardecista e os discursos advindos dela chegam até às instituições médicas laicas justamente na esteira de pensar essas práticas como assistenciais a um grupo de pessoas que estariam alheias às novas formas de sociabilidade.

*A institucionalização da loucura*, obviamente, não surgiu somente para lidar com comportamentos inadequados, visto que só esse aspecto não permitiria que os médicos tivessem advogado para eles os cuidados com os loucos. Nesse sentido, começam, nos cursos de Medicina, estudos que se pautam na análise da faculdade cerebral para que assim respondam os motivos de comportamentos inadequados. Levando em consideração o contexto do século XIX, entender as práticas da Medicina laica que sugeriam um ideal de mundo civilizado, significou dimensionar de onde partiu a chamada Psiquiatria espírita, uma vez que essa também foi tributária do pensamento dos novecentos. Assim, compreendemos as ideias que referendaram o discurso kardecista – que entendia os casos de loucura como, na verdade, casos de influência espiritual que desencadeavam comportamentos tidos como desajustados dentro da sociedade da modernidade e, por fim, os discursos que combateram essas práticas religiosas e colocou o tratamento da loucura em disputa.

Foi a partir *Das possibilidades de cura e do retorno à vida social* que os médicos passaram a legitimar os discursos referentes à terapêutica da loucura. Os modelos dos estabelecimentos de alienação e suas respectivas organizações foram importantes para que pudéssemos compreender as questões que dimensionaram a internação dos ditos loucos e os diagnósticos dados a eles. Para entender essas organizações, fez-se necessário uma análise de legislações e projetos de lei que contemplaram os serviços de assistência ao alienado. O Decreto Federal nº 1.132, de 22 de dezembro de 1903, passou a regulamentar o atendimento aos doentes mentais de maneira mais estruturada, fornecendo mais recursos ao serviço, além de estabelecer quem seriam os privilegiados pelas instituições de alienação: indivíduos que teriam desenvolvido problemas psíquicos em detrimento de mal desenvolvimento do feto ou por contágio. Contudo, esse decreto não evidenciou a necessidade dos administradores/diretores das entidades assistenciais em serem especialistas em Psiquiatria, fato este que só ocorre em 1927, com Decreto Federal nº 5.148-A promulgado dia 10 de janeiro.

O advento da Modernidade trouxe consigo uma preocupação com aqueles que não conseguiam se adaptar às novas formas e regras de sociabilidade. Foi nesse contexto que se inseriu a disputa pelas verdades e saberes que circundavam a urbe moderna, dentre essas disputas encontrava-se o confronto pelo lugar dos desajustados, os ditos loucos. Contudo, no passar das décadas, é possível observarmos que a cidade vai se tornando aquilo que ela nasceu para ser: um lugar de múltiplos saberes e a Modernidade acomoda esses múltiplos saberes. Foi nessa perspectiva que esse livro se construiu.

Para tanto, investigamos um período em que a disputa pelos saberes acerca do louco, da loucura e dos seus desdobramentos estava em voga, sendo que, após 1927, a Modernidade já se encontrava em pleno desenvolvimento no Brasil. Esse fato pode ser verificado justamente com o Decreto nº 5.148-A, de 10 de janeiro de 1927: estabelece-se a obrigatoriedade de psiquiatras em instituições de tratamento mental, pública ou privada, inclusive, tendo que haver um psiquiatra como diretor desses estabelecimentos. Desse modo, as várias entidades espíritas passaram a contratar médicos psiquiatras que também fossem espiritas e, assim, seguiam o novo regimento e não mais tinham que se explicar, na maioria dos casos, em relação as suas práticas terapêuticas; as instituições que eram contrárias ao tratamento dos espíritas, por sua vez, contrataram médicos que combatiam o Espiritismo; já os estabelecimentos que não eram favoráveis a religiões ditarem as práticas de tratamento, contratavam psiquiatras laicos; e, por fim, haviam também entidades que não se importavam com essa disputa, contratavam qualquer médico, independentemente de sua religião. Ou seja, a nova legislação acomodou todos os discursos na urbe moderna.

# REFERÊNCIAS

### Arquivo da Câmara dos Deputados

Anais da Câmara dos Deputados, doravante ACD, Nov. v. 8, 1903.

Anais da Câmara dos Deputados, doravante ACD, Out. v. 4, 1926.

### Legislação

BRASIL. **Decreto de Lei Federal n. 1.132, de 22 de dezembro de 1903.** Legislação Informatizada. Disponível em: https://www2.camara.leg.br/legin/fed/decret/1900-1909/decreto-1132-22-dezembro-1903-585004-publicacaooriginal-107902-pl.html. Acesso em: 13 de mai. de 2023.

BRASIL. **Decreto de Lei Imperial n. 10.244, de 31 de maio de 1889.** Legislação Informatizada. Disponível em: https://www2.camara.leg.br/legin/fed/decret/1824-1899/decreto-10244-31-maio-1889-542521-publicacaooriginal-51581-pe.html. Acesso em: 13 de mai. de 2023.

**Decreto de Lei Federal n. 206-A, de 15 de fevereiro de 1890.** Legislação Informatizada. Disponível em: https://www2.camara.leg.br/legin/fed/decret/1824-1899/decreto-206-a-15-fevereiro-1890-517493-publicacaooriginal-1-pe.html. Acesso em: 13 de mai. de 2023, s/p.

PIARANGELI, José Henrique. **Códigos Penais do Brasil.** Evolução Histórica. 2 ed, São Paulo: Revista dos Tribunais, 2001.

### Obras completas publicadas

KARDEC, Allan. **O Livro dos médiuns.** Tradução de Evandro Noleto Bezerra. 2 ed. 1. imp. Brasília: FEB, 2013.

KARDEC, Allan. **A Gênese.** Tradução de Evandro Noleto Bezerra. 2 ed. 1 imp. Brasília: FEB Editora, 2013.

KARDEC, Allan. **O Livro dos Espíritos.** Tradução de Salvador Gentile. 183 ed. Araras: IDE, 2021.

KRAEPELIN, Emil. **Clinical psychiatry: a text book for students and physicians** New York: Macmillan Company, 1907.

MENEZES, Adolpho Bezerra de. **A loucura sob novo prisma**. Estudo psíquico-fisiológico. 15 ed. Brasília: Federação Espírita Brasileira, 2021.

ROXO, Henrique de Brito Belford. **Manual de Psiquiatria**. 4 ed. Rio de Janeiro: Guanabara, 1946.

## Trabalhos publicados em Periódicos

A loucura sob novo prisma – Pelo Dr. Adolpho Bezerra de Menezes. *In*: Livros Novos. **Gazeta de Notícias.** Ano X. N. 232. Rio de Janeiro, 1920.

AMALTINO. A mediunidade e os Médiuns: causas orgânicas e obsessões por males psíquicos e morais. *In*: Doutrina. **Reformador**, anno XXII, n. 17, Rio de Janeiro, 1904.

Assistência aos Necessitados. *In*: Noticiário. **Reformador.** Ano VIII. N. 180. Rio de Janeiro, 1890.

AUSTREGÉSILO, Antônio. Psychoses Infectuosas. **Archivos Brasileiros de Psyquitraia, Neurologia e Medicina Legal (RJ)**, anno V, n. 3 e 4, Rio de Janeiro, 1909.

BARBOSA, Ernesto Dantas. Notável cura espiritual. *In*: Narrativas. **Reformador**, anno. XXII, n. 17, Rio de Janeiro, 1904.

JONES, A.; MORIXE, F. F. Psychoses Alcoholicas. **Archivos Brasileiros de Psyquitraia, Neurologia e Medicina Legal (RJ)**, anno V, n. 3 e 4, Rio de Janeiro, 1909.

MENEZES, Adolpho Bezerra de. Spiritismo. *In*: Secção Livre. **O Paiz.** Anno IX. N. 4144, Rio de Janeiro, 1893.

MENEZES, Adolpho Bezerra de. Spiritismo. *In*: Estudos Filosóficos. **O Paiz.** Anno IX. N. 3935, Rio de Janeiro, 1892.

MENEZES, Adolpho Bezerra de. Inquérito – Resposta do Dr. Bezerra de Menezes. *In*: Miscelânea. **Reformador**. Ano X. N. 232. Rio de Janeiro: Federação Espírita Brasileira, 1892.

MOREIRA, Juliano. Quaes os melhores meios de assistência aos alienados? **Arquivos Brasileiros de Psiquiatria, Neurologia e Medicina Legal**, 1-2, ano VI: 373-396, Rio de Janeiro, 1909.

O fluído universal. **Reformador**, anno I, n. 25, Rio de Janeiro, 1883.

PEIXOTO, Afrânio. Hospital Nacional de Alienados. **Archivos Brasileiros de Psyquitraia, Neurologia e Medicina Legal (RJ)**, anno I, n. 1, Rio de Janeiro, 1905.

RIBEIRO, Leonídio e CAMPOS, Murillo de. **O Espiritismo no Brasil**. Contribuição ao seu Estudo Clinico e Medico-Legal. São Paulo: Cia Editora Nacional, 1931.

ROXO, Henrique. Delírio Espírita dos Degenerados. In: **Brasil-Médico: revista semana de medicina e cirurgia**, XL, v. 1, n. 19, 1926.

TORRES, João. Espiritismo: Leon Tolstoi e Bezerra de Menezes. *In*: Vários Cultos. **Gazeta de Notícias**. Anno LIII, N. 207. Rio de Janeiro, 1922.

TURATI, Luiz Roberto. "Por que não sou Espírita? – Espiritismo: Fator para doenças mentais", **Opúsculo do Monge e Teólogo Beneditino Prof. Dr. Dom Estêvão Tavares Bettencourt**. Mosteiro de São Bento, Rio de Janeiro, 2003, s/p.

Utilidade das práticas de manifestação. *In*: Pequena Conferência Spírita. **Reformador**. Ano I. N. 24. Rio de Janeiro, 1883.

# BIBLIOGRAFIA

ALMEIDA, Angélica Aparecida Silva de. **Uma Fábrica de Loucos:** Psiquiatria x Espiritismo no Brasil (1900-1950). Campinas, SP: [s. n.], 2007. Tese de Doutorado apresentada ao Departamento de História do Instituto de Filosofia e Ciências Humanas da Universidade Estadual de Campinas.

ALMEIDA, Angélica Aparecida Silva de. Uma "fábrica de loucos": a história da "loucura espírita" no Brasil (1900-1950). **REVER**, São Paulo, v. 20, n. 2, p. 219-2020, 2020.

ALMEIDA, Alexander Moreira de; ALMEIDA, Angélica Aparecisa Silva de; LOTUFO NETO, Francisco. History of Spiritist Madness in Brazil. **History of Psychiatry**, Cambridge, v. 16, n. 1, p. 5-25, 2005

ALMOND; VERBA. **The civic culture: political attitudes and democracy in five nations**, Princeton: Princeton Press, 1989.

AMARANTE, Paulo. **Loucos pela vida:** a trajetória da reforma psiquiátrica no Brasil. Rio de Janeiro: FIOCRUZ, 1995.

AMARANTE, Paulo Duarte de Carvalho. **O homem e a serpente: outras histórias para a loucura e a psiquiatria**. Rio de Janeiro: Fiocruz, 1996.

AMARANTE, Paulo Duarte de Carvalho. Asilos, alienados e alienistas: pequena história da psiquiatria no Brasil. In: AMARANTE, P. (org.). **Psiquiatria social e Reforma Psiquiátrica**. Rio de Janeiro: Fiocruz. 1998. Pp. 73-84.

ANTUNES. José Leopoldo Ferreira. **Medicina, Leis e Moral:** pensamento médico e comportamento no Brasil (1870-1930). São Paulo: Fundação Editora da Unesp, 1999.

ARAUJO, Luis Guilherme Nascimento de. Vigiar e Punir: poder, punição, disciplina e indústria. **Primeiros Escritos**. v. 9, n. 1, p. 249-255, 2018. Disponível em: <https://www.revistas.usp.br/primeirosescritos/article/view/153056>. Acesso em: 8 jun. 2022.

ASSIS, Machado de. **O Alienista**. In: Obra Completa. Vol. II, Conto e Teatro. Organizada por Afrânio Coutinho, 4ª edição, ilustrada. Rio de Janeiro: Nova Aguilar, 1979, p. 253-288.

AUBRÉE, Marion. & LAPLANTINE, François. **La Table, Le Livre et les Espirits**. Éditions Jean-Claude Làttes, 1990.

AZEVEDO, Aluísio. **O Cortiço**. São Paulo: Ática, 1997.

BALTAZAR, Tiago Hercílio. Os saberes "PSI" no diagnóstico de história da loucura de Michel Foucault. **Psicol. rev. (Belo Horizonte)**, Belo Horizonte, v. 23, n. 3, p. 860-881, dez. 2017.

BAUDELAIRE, Charles. **Sobre a modernidade**. Rio de Janeiro: Paz e Terra, 1996.

CAPONI, Sandra. As classificações psiquiátricas e a herança mórbida. **Scientiae Zudia**, São Paulo, v.9, n.1, p.29-50, 2011.

CARVALHO, José Murilo de. **Os bestializados**: o Rio de Janeiro e a República que não foi. 2 ed. São Paulo: Companhia das Letras, 2002.

CARVALHO, José Murilo de. **Pontos e bordados**: escritos de história e política. Belo Horizonte: UFMG, 1998.

CASSÍLIA, Janis Alessandra Pereira. **Doença Mental e Estado Novo**: a loucura de um tempo. Rio de Janeiro: s.n, 2011, 199f. Dissertação de Mestrado apresentada ao Programa de Pós-Graduação em História das Ciências e da Saúde da Casa de Oswaldo Cruz – FIOCRUZ.

CERQUEIRA, Ede Conceição Bispo. A Sociedade Brasileira de Neurologia, Psiquiatria e Medicina Legal e o seu papel na institucionalização da Psiquiatria (1907-1928). **Anais eletrônicos do XXVII Simpósio Nacional de História ANPUH 2013**. Disponível em: http://snh2013.anpuh.org/resources/anais/27/1364941724_ARQUIVO_TextocompletoAnpuh2013Ed e.pdf. Acesso em: 22 de mai. de 2023.

CONT, Valdeir Del. Francis Galton: eugenia e hereditariedade. **Scientiæ Zudia**, São Paulo, v. 6, n. 2, p. 201-218, jun. de 2008, p. 202. Disponível em <https://doi.org/10.1590/S1678-31662008000200004>. Acesso em 31 de ago. de 2022.

COSTA, Jurandir Freire. **História da Psiquiatria no Brasil**. Um corte ideológico. 2 ed. Rio de Janeiro: Documentário, 1976.

COSTA, Mario Júlio de Almeida. **História do Direito Português**. 5 ed. São Paulo: Almedina, 2012.

COSTA, Mario Júlio de Almeida. **Nota de Apresentação**. In: LIÃO, Duarte Nunes de. Leis Extravagantes e Repertórios das Ordenações de Duarte Nunes do Lião. Lisboa: Fundação Calouste Gulbenkian, 1987

CUNHA, Maria Clementina Pereira. **O Espelho do Mundo**: Juquery, a História de um Asilo. 2a ed. São Paulo: Paz e Terra, 1986.

CUNHA, Maria Clementina Pereira. **Cidadelas da Ordem**. A doença mental na República. São Paulo: Brasileense, 1990.

DOIN, et al. José Evaldo de Mello et al. A Belle Époque caipira: problematizações e oportunidades interpretativas da modernidade e urbanização no Mundo do Café (1852-1930) - a proposta do Cemumc. **Revista Brasileira de História**. Associação Nacional de História - ANPUH, v. 27, n. 53, p. 91-122, 2007. Disponível em: <http://hdl.handle.net/11449/28433>. Acesso em 15 de junho de 2022.

ELIAS, Norbet. **O processo civilizador**: uma história dos costumes. 2 ed. Vol. 1. Rio de Janeiro: Jorge Zahar Editor, 1996

ENGEL, Magali Gouveia. **Os delírios da razão:** médicos, loucos e hospícios (Rio de Janeiro, 1830-1930). Rio de Janeiro: Fiocruz, 2001.

ENGEL, Magali Gouveia. Notas sobre a Construção da Loucura como Doença Mental. **Anuário do Laboratório de Subjetividade e Política**. Org. Luís Antônio dos S. Baptista. Ano 1. vol 1- dez de 1991 a dez de 1992. Departamento de Psicologia da UFF.

ENGEL, Magali Gouveia. As Fronteiras da 'Anormalidade': Psiquiatria e Controle Social. História, **Ciência e Saúde - Manguinhos**, Rio de Janeiro, 5(3):547- 563, 1999.

FAIRCLOUGH, Norman. **Discurso e Mudança Social**. (Coordenação da trad.) Izabel Magalhães. Brasília: UNB, 2001.

FERNANDES, Fátima Regina. **Comentários à Legislação Portuguesa de Afonso III**. Curitiba: Juruá Editora, 2000.

FERREIRA, Inácio. **Novos rumos à medicina.** v. I . São Paulo: Edições FEESP, 1993.

FIGUEIREDO, Betânia. Barbeiros e cirurgiões: atuações dos práticos ao longo do século XIX. **Revista Manguinhos: História, Ciência, Saúde**, Rio de Janeiro, v. 2, n. 6, p. 277-291, jul-out. 1999.

FILHO KLEIN, Luciano. **Bezerra de Menezes**: fatos e documentos. Bragança Paulista: Lachatre, 2020.

FONTE, Eliane Maria Monteiro da. **Da Institucionalização da loucura à Reforma Psiquiátrica:** as sete vidas da agenda pública em saúde mental no Brasil. Estudos de Sociologia - ISSN: 2317-5427, [S.l.], v. 1, n. 18, mar. 2013.

FOUCAULT, Michel **A História da Loucura na Idade Clássica.** São Paulo: Editora Perspectiva, 2019.

FOUCAULT, Michel. **Vigiar e punir:** nascimento da prisão. 42. ed. Rio de Janeiro: Vozes, 2014.

FOUCAULT, Michel. **O nascimento da clínica.** Rio de Janeiro: Forense Universitária, 2001.

FOUCAULT, Michel. **Os anormais**: curso no Collège de France (1974-1975). São Paulo: Martins Fontes, 2001.

FOUCAULT, Michel. **Arqueologia do Saber**. 2 ed. Rio de Janeiro: Forense Universitária, 1986.

GAMA, Cláudio Murilo Pimentel. **O espírito da medicina**: médicos e espíritas em conflito. Rio de Janeiro, 1992. Dissertação Mestrado (em Sociologia) – UFRJ, Rio de Janeiro.

GAUVARD, Claude, **Verbete Justiça e paz**, *In*: LE GOFF, J., SCHMITT, J. C. (Org.), Dicionário temático do Ocidente Medieval, vol. II. Bauru/São Paulo: EDUSC e Imprensa Oficial do Estado, 2002.

GIUMBELLI, Emerson. O "baixo espiritismo" e a história dos cultos mediúnicos. **Horizontes Antropológicos**, Porto Alegre, ano 9, n. 19, p. 247-281, julho de 2003.

GIUMBELLI, Emerson. **O cuidado dos mortos.** Uma história de condenação e legitimação do Espiritismo. Rio de Janeiro: Arquivo Nacional, 1997.

GOFFMAN, Erving. **Manicômios, Prisões e Conventos.** 7. ed. São Paulo: Perspectiva, 2001.

GOMES, Adriana. A criminalização do espiritismo no Código Penal de 1890: as discussões nos periódicos do Rio de Janeiro. **Revista Ágora**, Vitória, n. 17, 2013, p. 62-76.

GUIMARÃES, Deocleciano Torrieri. **Dicionário Técnico Jurídico**, 19 ed. São Paulo: Rideel, 2016.

GUIMARÃES, Eduardo. LÍNGUA E ENUNCIAÇÃO. **Cadernos de Estudos Linguísticos**, Campinas, SP, v. 30, 2011. Disponível em: <https://periodicos.sbu.unicamp.br/ojs/index.php/cel/article/view/8637044>. Acesso em: 5 jul. 2023.

GUIMARÃES, Luiz Pessoa. **Vade Mecum Espírita**. 11. Ed. São Paulo: Boa Nova, 2011.

HOBSBAWM, Eric. **A Era do Capital**. RJ: Paz e Terra, 1979.

ISAIA, Artur César. O discurso médico-psiquiátrico em defesa do Espiritismo na Faculdade de Medicina do Rio de Janeiro dos anos 1920. **Revista Brasileira de História das Religiões**, Ano I, n. 1. Dossiê Identidades Religiosas e História, maio de 2008, pp.206-212.

ISAIA, Artur César. **Espiritismo, Catolicismo e Saber Médico Psiquiátrico:** A Presença de Charcot na Obra do Padre Júlio Maria de Lombaerde. In: Orixás e Espíritos. O debate interdisciplinar na pesquisa contemporânea. Org: Artur Cesar Isaia. Uberlândia: EDUFU, 2006.

INDURSKY, Freda; CAMPOS, Maria do Carmo. **Discurso, memória e identidade**. Porto Alegre: Sagra Luzzatto, 2000

JABERT, Alexander. Formas de administração da loucura na Primeira República: o caso do estado do Espírito Santo. **História, Ciências, Saúde – Manguinhos**, v. 12, n. 3, p. 693-716, set.-dez. 2005.

JABERT, Alexander. Espiritismo e Psiquiatria no Brasil da Primeira República. In: 10º Seminário Nacional de História da Ciência e da Tecnologia, 2005. **Anais...** Belo Horizonte: UFMG, 2005.

JABERT, Alexander. **Da Nau dos loucos ao trem de doido:** As formas de administração da loucura na Primeira República – o caso do estado do Espírito Santo. Dissertação (Mestrado). Rio de Janeiro, 2001.

LAPUENTE, Rafael Saraiva. O jornal impresso como fonte de pesquisa: delineamentos metodológicos. In: 10º Encontroda Rede Alfredo de Carvalho (ALCAR), 2015, Porto Alegre. 10º Encontro Nacional de História da Mídia (ALCAR), 2015.

LE GOFF, Jacques. Centro/ Periferia. *In*: LE GOFF, Jacques, SCHMITT, Jean-Claude. **Dicionário temático do Ocidente Medieval**. Vol. 1. Bauru: EDUSC, 2006.

LE GOFF, Jacques. **Por amor às cidades**: conversações com Jean Lebrun. São Paulo: Editora Unesp, 2002.

LUCA, Tânia Regina de. História dos, nos e por meio de periódicos. In: PINKSY, Carla Bassanesi. **Fontes Históricas**. São Paulo: Contexto, 2008.

LUISI, Luis. **Prefácio**. *In*: PIERANGELI, José Henrique. Códigos Penais do Brasil: evolução histórica. 2 ed. São Paulo: Editora Revista dos Tribunais, 2004.

LUZ, Nadia. **Ruptura na história da psiquiatria no Brasil:** espiritismo e saúde mental (1880-1970). Franca: Unifran, 2006.

MACHADO, Roberto; LOUREIRO, Ângela; LUZ, Rogério; MURICY, Kátia. **Danação da Norma. Medicina Social e Constituição da Psiquiatria no Brasil**. Rio de Janeiro: Graal, 1978.

MACHADO, Ubiratan. **Os intelectuais e o espiritismo** – de Castro Alves a Machado de Assis. Uma reportagem sobre meio século (1860-1910) de difusão do espiritismo no Brasil, através das repercussões em nossos meios intelectuais e segundo o depoimento da literatura. Niterói: Publicações Lachâte, 1996.

MAGNANI, Maria Cláudia Almeida Orlando. **Hospício da Diamantina:** a loucura na cidade moderna. Belo Horizonte: Argvmentvm, 2008.

MAINGUENEAU, Domenique. Gênese dos discursos. Trad. Sírio Possenti. Curitiba: Criar, 2005.

MARQUES, Amélia Pasqual., SANCHES, Eugênio Lopes. Origem e evolução da fisioterapia: aspectos históricos e legais. **Fisioterapia e Pesquisa**. Universidade de São Paulo, 1(1): 5-10, jul./dez., 1994.

MÁRQUEZ, Gabriel García. **Só vim telefonar**. *In*: MÁRQUEZ, Gabriel García, Doze Contos Peregrinos. Rio de Janeiro: Record, 1992.

MOREIRA-ALMEIDA, Alexander, LOTUFO NETO, Francisco. Spiritist views of mental disorders in Brazil. **Transcultural Psychiatry**, v. 42, n. 4, Montreal, pp. 570-95, 2005.

MOTA, André. **Quem é bom já nasce feito:** sanitarismo e eugenia no Brasil. Rio de Janeiro: DP&A, 2003.

NEVES, Margarida de Souza. Os cenários da República: o Brasil na virada do século XIX para o XX. *In*: FERREIRA, Jorge & DELGADO, Lucília de Almeida Neves (Orgs.). **O Brasil Republicano**. V. 1. Rio de janeiro: Civilização Brasileira, 2003.

NOBREGA, Terezinha Petrucia da. Qual o lugar do corpo na educação: notas sobre conhecimento, processos cognitivos e currículo. **Educ. Soc.**, Campinas, vol. 26, n. 91, p. 599-615, Maio/Ago. 2005

O' DONELL, Júlia. **De olho na rua:** a cidade de João do rio. Rio de Janeiro: Zahar, 2008

ODA, Ana Maria Galdini Raimundo; DALGARRONDO, Paulo. 2005. História das primeiras instituições para alienados no Brasil. **História, Ciências e Saúde – Manguinhos**, 12 (3: 983-1010), Rio de Janeiro, 2005.

ODA, Ana Maria Galdini Raimundo. A paranoia em 1904 – uma etapa na construção nosológica de Emil Kraepelin. **Revista Latino-americana de Psicopatologia Fundamental.** São Paulo, v.13, n.2, p.318-332, 2010.

OLIVEIRA, William Vaz de. **A assistência a alienados na cidade do Rio de Janeiro (1852-1930).** Rio de Janeiro: Editora FIOCRUZ, 2017.

ORLANDI, Eni Pulcinelli. **A linguagem e seu funcionamento** - as formas do discurso. São Paulo: Brasiliense, 1983.

OUYAMA, Maurício N. **Uma Máquina de Curar:** O Hospício Nossa Senhora da Luz em Curitiba e a Formação da Tecnologia Asilar (Final do Século XIX e Início do XX). Curitiba, SP, 2006. Tese apresentada ao curso de Pós-Graduação em História, Setor de Ciências Humanas, Letras e Artes da Universidade Federal do Paraná como requisito parcial para a obtenção do grau de doutorado.

PACHECO, Maria Vera Pompêo de Camargo. Esquirol e o surgimento da psiquiatria contemporânea. **Rev. Latinoam. Psicop. Fund.** ano VI, n. 2, 152-157, jun. de 2003. Disponível em <https://www.scielo.br/j/rlpf/a/wdZ8NCsDnBst4Nq3jZjgBMb/?format=pdf&lang=pt>. Acesso em 31 de ago. de 2022.

PAZIN, Marcia. **Produção Documental do Legislativo no Império – Gênese e Tipologia**: O Caso da Assembleia Legislativa Provincial de São Paulo (1835-1889). Dissertação (Mestrado em História Social). Faculdade de Letras e Ciências Humanas/ Universidade de São Paulo, São Paulo, 2005.

PÊCHEUX, Michel. **Análise automática do discurso.** In: GADET, F. HAK, T. (Orgs.). Por uma análise automática do discurso – introdução à obra de Michel Pêcheux. Campinas: Unicamp, 1990.

PEREIRA, Lygia Maria de França. **Reformas da ilusão:** a terapêutica psiquiátrica em São Paulo na primeira metade do século XX. 1995. 156f. +. Tese (doutorado) - Universidade Estadual de Campinas, Faculdade de Ciências Medicas, Campinas, SP.

PEREIRA, Mário Eduardo Costa. Morel e a questão da degenerescência. **Rev. Latinoam. Psicopat. Fund.**, São Paulo, v. 11, n. 3, p. 490-496, set. de 2008, p. 490.

Disponível em <https://doi.org/10.1590/S1415-47142008000300012>. Acesso em 31 de ago. de 2022.

PESAVENTO, Sandra Jatahy. Crime, violência e sociabilidades urbanas: as fronteiras da ordem e da desordem no sul brasileiro no final do séc. XIX. **Estudos Ibero-Americanos**, v. 30, n. 2, 31 dez. 2004, p. 02.

PEREIRA, Lygia Maria de França. **Reformas da ilusão:** a terapêutica psiquiátrica em São Paulo na primeira metade do século XX. 1995. 156f. +. Tese (doutorado) - Universidade Estadual de Campinas, Faculdade de Ciências Medicas, Campinas, SP.

PIERANGELLI, José Henrique. **Códigos Penais do Brasil** - Evolução Histórica. São Paulo: Javoli, 1980.

PIMENTA, Tânia Salgado. Entre sangradores e doutores: práticas e formação médica na primeira metade do século XIX. **Caderno CEDES**, Campinas, v. 23, n. 59, abr. 2003.

PINTO, Rubia-Mar Nunes. A educação do corpo e o processo civilizatório: a formação de "estátuas pensantes". **Conexões**, Campinas, SP, v. 2, n. 2, p. 18–41, 2007, p. 39. Disponível em: <https://periodicos.sbu.unicamp.br/ojs/index.php/conexoes/article/view/8637914>. Acesso em: 8 de jun. 2022.

PRIORE, Mary del. **Do outro lado – a história do sobrenatural e do espiritismo.** São Paulo: Planeta do Brasil, 2014.

RESENDE, H. Política e saúde mental no Brasil: uma visão histórica. In: TUNDIS, S.; COSTA, N. (Orgs.). **Cidadania e Loucura:** Políticas de Saúde Mental no Brasil. Petrópolis, Vozes, 2007.

RIBEIRO, Rafael Alberto. **Loucura e Obsessão:** entre psiquiatria e espiritismo – Sanatório Espírita de Uberaba/MG (1933 – 1970). Uberlândia/MG, 2013. Tese apresentada ao Programa de Pós Graduação em História da Universidade federal de Uberlândia como requisito para obtenção de doutorado do Curso de Doutorado em História. 2013.

SAIOL, José Roberto Silvestre. **Debate legislativo sobre a assistência psiquiátrica na Primeira República**. Epígrafe, São Paulo, v. 6, n. 6, p. 15-41, 2018

SAMPAIO, José Jackson Coelho. 1988. **Hospital Psiquiátrico Público no Brasil**: a sobrevivência do asilo e outros destinos possíveis. Rio de Janeiro, Instituto de Medicina Social da UERJ. Dissertação de Mestrado.

SANTOS, José Luiz. **Espiritismo.** Uma religião brasileira. São Paulo: Moderna, 1997.

SCHWARCZ, Lilia Moritz. **O Espetáculo das Raças** – cientistas, instituições e questão racial no Brasil 1870-1930. 6 ed. São Paulo: Companhia das Letras, 2005.

SCOTON, Roberta Müller Scafuto. **Espíritas enlouquecem ou espíritos curam?:** Uma análise das relações, conflitos, debates e diálogos entre médicos e kardecistas na primeira metade do século XX (Juiz de Fora - MG). Dissertação (Mestrado) - Instituto de Ciências Humanas, Universidade Federal de Juiz de Fora, Juiz de Fora. 2007,

SILVA, Ewerton Luiz Figueiredo Moura. "Do sonho à loucura: transtornos mentais e o fim do sonho português de 'fazer a América'" (1930-1939). In: **ANPUH XXVII simpósio nacional de História.** Natal, 2013.

SILVA, Elaine Moura **O Espiritualismo no Século XIX.** Campinas: IFCH/Unicamp, Textos Didáticos, 1997.

SILVA, Márcia Pereira da. Os males da mente: o tratamento das doenças mentais entre o espiritismo e a psiquiatria na primeira metade do século XX no Brasil. **Monções: História, Fronteiras e Identidades**, Campo Grande, v. 3, n. 5, p. 117-135, 2016.

SILVA, Mary Cristina Barros e. **Repensando os Porões da Loucura:** Um estudo sobre o Hospital Colônia de Barbacena. Belo Horizonte: Argvmentvm, 2008.

SOEIRO, Cristina; GONÇALVES, Rui Abrunhosa. O estado de arte do conceito de psicopatia. **Análise Psicológica**, ano XXVIII, n. 1, 227-240, 2010, p. 228. Disponível em <http://publicacoes.ispa.pt/index.php/ap/article/view/271/pdf>. Acesso em 31 de ago. de 2022.

SOSA, Derocina Alves Campos. **A história política do Brasil (1930-1934) sob a ótica da imprensa gaúcha.** Rio Grande: Fundação Universidade Federal do Rio Grande, 2007.

SOUSA, Fernando, Aguiar. Psicanálise e psicoterapia: o fator da sugestão no "tratamento psíquico". **Psicologia: Ciência e Profissão**, v. 36, n. 1, p. 116-129, 2016.

TARELOW, Gustavo Querodia. **Entre febres, comas e convulsões:** as terapias biológicas do Hospital do Juquery Administrado por Pacheco e Silva (1923-1937). São Paulo, SP: 2011. Dissertação apresentada ao Programa de Pós Graduação em História Social, do Departamento de História da Faculdade de Filosofia, Letras e Ciências Humanas da Universidade de São Paulo.

WADI, Yonissa Marmitt. Aos loucos, os médicos: a luta pela medicalização do hospício e construção da psiquiatria no Rio Grande do Sul. **História, Ciências, Saúde - Manguinhos** 6(3): 659-679, 1999-2000.

WALDRICH, Odila Maria. Educação e saúde como práticas articuladas de cuidado do corpo: o desafio profissional da enfermagem. Dissertação (Mestrado). Lages, 2011.

WEYLER, Audrey Rossi. A Loucura e a República no Brasil: a Influência das Teorias Raciais. **Psicologia USP**, 17(1), 17-34, 2006.